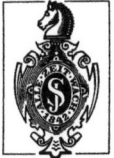

Joachim E. Meyer

Todesangst
und das
Todesbewußtsein
der Gegenwart

Zweite, ergänzte Auflage

Springer-Verlag
Berlin Heidelberg New York 1982

Professor Dr. med. JOACHIM ERNST MEYER
Psychiatrische Klinik der Universität Göttingen
Von-Siebold-Straße 5, 3400 Göttingen

ISBN-13: 978-3-540-11295-2   e-ISBN-13: 978-3-642-93205-2
DOI: 10.1007/978-3-642-93205-2

CIP-Kurztitelaufnahme der Deutschen Bibliothek
Meyer, Joachim Ernst: Todesangst und das Todesbewußtsein der Gegenwart
Joachim E. Meyer. – 2., erg. Aufl. – Berlin; Heidelberg; New York: Springer, 1982
ISBN-13: 978-3-540-11295-2

Das Werk ist urheberrechtlich geschützt. Die dadurch begründeten Rechte, insbesondere die der Übersetzung, des Nachdruckes, der Entnahme von Abbildungen, der Funksendung, der Wiedergabe auf photomechanischem oder ähnlichem Wege und der Speicherung in Datenverarbeitungsanlagen bleiben, auch bei nur auszugsweiser Verwertung, vorbehalten. Die Vergütungsansprüche des § 54, Abs. 2 UrhG werden durch die „Verwertungsgesellschaft Wort", München, wahrgenommen.

© by Springer-Verlag Berlin Heidelberg 1979 and 1982.

Die Wiedergabe von Gebrauchsnamen, Handelsnamen, Warenbezeichnungen usw. in diesem Werk berechtigt auch ohne besondere Kennzeichnung nicht zu der Annahme, daß solche Namen im Sinne der Warenzeichen- und Markenschutz-Gesetzgebung als frei zu betrachten wären und daher von jedermann benutzt werden dürften.

Umschlagentwurf: W. Eisenschink, Heddesbach

2125-3130/543210

Vorwort

Seit dem Erscheinen dieses Buches hat das Interesse an dem Thema nicht nachgelassen. Es scheint aber in der Zwischenzeit zu gewissen Akzentverschiebungen gekommen zu sein, besonders im Bereich der Medizin: Die Beschäftigung mit psychosomatischen Fragestellungen, und d. h. hier mit psychologischen Problemen bei unheilbar Kranken und Sterbenden, hat sich erweitert. Sie ist nicht mehr ausschließlich eine Sache von Psychiatern und Psychotherapeuten, sondern findet zunehmend auch die Aufmerksamkeit anderer medizinischer Disziplinen, vor allem der Onkologie, der Strahlentherapie und der Allgemeinmedizin.

Damit zusammenhängend hat sich in wenigen Jahren in der Bundesrepublik ein sehr deutlicher Wandel in der Frage der Aufklärung schwerkranker Patienten durchgesetzt. Für die 2. Auflage war es daher notwendig, diesen Bereich, die sogen. Wahrheit am Krankenbett, abzuhandeln – auch unter dem Gesichtspunkt, inwieweit dieser Wandel mit der von mir vertretenen These übereinstimmt, wonach die Einstellung der Gesellschaft zur Sterblichkeit des Menschen sich heute fast ganz auf den Vorgang des Sterbens konzentriert und den Tod weitgehend ausklammert. Auch Sterbehilfe als Aufgabe der Pastoralmedizin und der Seelsorge ist seit Kübler-Ross weiterentwickelt und in die Praxis umgesetzt worden. Die Fragen nach Recht und Unrecht, Humanität oder Inhumanität der Euthanasie sind unverändert kontrovers geblieben. Die Forderung nach Legalisierung einer „Tötung *ohne* Einwilligung" markiert aber einen Wendepunkt, an dem die Gefahr des Mißbrauchs nicht mehr zu übersehen ist.

Neben der „Wahrheit am Krankenbett" und einem Bericht über das Trauern um Vermißte habe ich versucht, das philosophische Problem der Unvorstellbarkeit des persönlichen Todes schärfer zu fassen (siehe Anmerkung 9).

Dabei zeigte sich erneut die Schwierigkeit, ein Thema zu behandeln, das ohne Hilfe aus anderen Disziplinen nicht angegangen werden kann. Oft bestand diese Hilfe nur in einer Literaturangabe, in einer begrifflichen Klarstellung oder in einem Hinweis auf Zusammenhänge mit aktuellen Fragestellungen eines anderen Faches. Indem schon ein Gespräch oder ein kurzer Besuch mir im Nachdenken weiterhalfen, erlebte ich, über welches Potential an Wissen – nicht nur an Spezialkenntnissen – eine moderne Universität verfügt.

Göttingen, Oktober 1981   JOACHIM E. MEYER

Vorwort zur ersten Auflage

Zwei Umstände haben es mir erschwert, mich mit diesem Thema auseinanderzusetzen und die Befunde, die sich beim Studium der Einstellung des modernen Menschen zu Sterben und Tod erheben ließen, zu bewerten.

Eine Darstellung des Todesbewußtseins der Gegenwart setzt in seiner Vielfalt Kenntnisse und Erfahrungen voraus, welche weit außerhalb des klinischen Faches und seiner psychologischen Grundlagen liegen, für die ich mich als Psychiater kompetent fühlen kann. Daher war ich auf Hilfe und kritische Beratung aus anderen Disziplinen angewiesen. Ohne diese hätte ich das Ziel, meinen in „Tod und Neurose" vollzogenen psycho-pathologischen Ansatz zu einer Analyse der Endlichkeitsproblematik unserer Zeit zu erweitern, von vornherein nicht erreichen können.

Bei einer solchen, auf dieses Jahrhundert beschränkten Untersuchung ergab es sich zwangsläufig, daß gerade diejenigen Entwicklungen im öffentlichen Bewußtsein der Gegenwart in den Vordergrund der Darstellung rückten, welche zu Skepsis und Sorge Anlaß geben. Daß damit die Gefahr verbunden ist, in eine Einstellung zum Heute zu geraten, die als konservative Kulturkritik eine lange, oft unerfreuliche Tradition besitzt, dessen bin ich mir bewußt.

Der Leser wird zu entscheiden haben, ob es gelungen ist, die gegenwärtige Situation und die sich aus ihr ableitenden Entwicklungen angemessen, d. h. nicht nur in einzelnen Aspekten, zu erfassen. Er wird auch beurteilen, wie weit mit den hier angedeuteten Möglichkeiten eines Wandels im Todesbewußtsein unserer Zeit anderes in den Blick kommt als eine Rückkehr zu traditionellen Vorstellungen, als die billige – und meist nutzlose – Empfehlung, das Bewährte zu bewahren oder wieder lebendig zu machen.

Viele Gespräche haben zur Vertiefung der eigenen Gedanken beigetragen. Zu besonderem Dank bin ich A. AUER, Tübingen und H. G. GEYER, Göttingen (katholische und protestantische Theologie), K. KÖNIG und J. ZAUNER, Göttingen-Tiefenbrunn (analytische Psychotherapie) und meinen Kollegen und Freunden R. AVENARIUS, Heidelberg, und H. MÜLLER-SUUR, Göttingen, verpflichtet. Ihre Anregungen sind mir bei der Auseinandersetzung mit diesem – den eigenen Wissensbereich nach allen Richtungen überschreitenden – Thema eine große Hilfe gewesen. Ich danke Frau MARIANNE MAZET, der Bibliothekarin der Klinik, und vor allem Frau MARIANNE KAUFHOLD für ihre Mühe und Geduld auf dem Wege bis zur letzten Fassung des Manuskripts.

JOACHIM E. MEYER

Inhaltsverzeichnis

Eine zeitgeschichtliche Einführung 1
Euthanasie 9
Zur Phänomenologie des Lebensendes 15
Die Unvorstellbarkeit des persönlichen Todes
   und die Lehren von der Unsterblichkeit 18
Grenzsituationen des Daseins 24
   Entfremdung 24
   Erotik 29
   Mystik 34
Entfremdung, Erotik und Mystik als Antizipationen
   des Todes 45
Narzißmus und Vergänglichkeit 52
Das Sterben des anderen 55
Der Suizid 63
   Die Suiziderfahrungen der Psychiatrie 67
Thanatophobe Neurosen 71
   Zu Genese und Verlauf 80
   Fragen an die Psychotherapie 87
   Altersneurosen 89
   Die thanatophoben Neurosen in der Psychoanalyse 91
   Vorüberlegung zu einer Therapie thanatophober
     Neurosen 94
Das Dilemma 96
   Das Sterben 98
   Der Tod 105
   Die Welt von heute 109
   Wie können wir als Sterbliche leben? 112
Anmerkungen 116
Literaturverzeichnis 127
Sachverzeichnis 135

Eine zeitgeschichtliche Einführung

Der Arzt erlebt Sterben, wenn es um die Behandlung das Leben bedrohender Krankheiten geht. Als Psychiater erfährt er von Sterben und Tod in der Begegnung mit Menschen, die an ihrem Leben verzweifeln. Die Sterblichkeit des Menschen wird zum eigentlichen Thema bei jenen neurotischen Störungen, die durch irrationale Angst und Furcht geprägt sind. Hier, in der gedanklichen Auseinandersetzung mit dem Sinn des Lebens und der Bedeutung seines Endes, wird der psychologische Horizont überschritten. So zwingt uns das Thema über Psychologie und Psychiatrie hinaus zur Einbeziehung des allgemein-menschlichen und gesellschaftlichen Hintergrundes unserer Zeit.

Die wesentlichen Fragen nach Sterben und Tod lassen sich in der Gegenwart unter folgenden fünf Gesichtspunkten zusammenfassen:

Der gewaltsame anonyme Tod im XX. Jahrhundert
Die Verdrängung des Todes
Das Recht auf den eigenen Tod
Das Recht auf den natürlichen Tod
Die Lehre vom ganzen Tod

Diese Themen aus dem historischen, medizinischen, philosophischen und theologischen Bereich kennzeichnen die Bedingungen, Einstellungen und Entwicklungstendenzen, denen wir in der öffentlichen Diskussion heute begegnen. Sie lassen dagegen nicht erkennen, wie sich der einzelne Mensch zu ihnen stellt. Von den genannten Themen, als Bausteinen eines Gesamtbildes der Situation unserer Zeit, werden wir ausgehen und danach versuchen, unter Einschluß psychologisch-psychiatrischer Beobachtungen eine differenziertere Einsicht in das Verhältnis der modernen Menschen zu seiner Endlichkeit zu gewinnen.

In der ersten Hälfte des XX. Jahrhunderts sind Menschen – die Mitmenschen der heute alt gewordenen Generation – in zwei Weltkriegen, in politischer Haft, in Gefangenen- und Vernichtungslagern in vielen Ländern der Welt umgekommen. Man hat eine Zahl von 110 Millionen errechnet [1].

Dabei vollzog sich im gleichen Zeitraum in der Einstellung zu den Verstorbenen eine wichtige Veränderung. Nach dem ersten Weltkrieg entsprach die Glorifizierung der Toten als der für das Vaterland Gefallenen noch wie früher dem natürlichen Empfinden. Diese in der Vergangenheit anscheinend selbstverständliche Tendenz einer heroischen Rechtfertigung des Sterbens und des Tötens ist seit dem zweiten Weltkrieg im öffentlichen Bewußtsein vieler Völker, speziell auch in Deutschland, sehr zurückgetreten. Die ehrwürdige Formel „er lebte und starb für" brachte zum Ausdruck, daß sich im Sterben des einzelnen als Glied der Gemeinschaft Abschluß und Vollendung des Lebens vollzogen hatte. Heute aber vermag diese Aussage die Hinterbliebenen nicht mehr unmittelbar zu erreichen. Wohl gibt es noch das Ehrenmal für den unbekannten Soldaten, für die Opfer des Nationalsozialismus, für die durch Bombardierung zerstörten Städte, aber die Denkmale, etwa von Rotterdam oder Treblinka, scheinen in erster Linie das Anonyme und Schicksalhafte einer humanen Katastrophe zum Ausdruck zu bringen, während für die Trauer um den einzelnen wenig Raum bleibt.

Denkmale, von den Überlebenden errichtet, kennzeichnen die Toten als Helden und Opfer, als Hüter der Nation, als Befreier eines Volkes. Sie enthalten aber zugleich das Angebot an die Überlebenden, sich mit der Sache des Verstorbenen zu identifizieren. Die Geschichte der Kriegerdenkmale zeigt nur selten über längere Zeiträume eine Übereinstimmung zwischen der dargestellten Rechtfertigung des Todes und der Einstellung der Lebenden (Koselleck). Die Sache der Verstorbenen ist nicht mehr die unsere. Für den II. Weltkrieg scheint das in besonderem Maße zuzutreffen und sich schon in der vergleichsweise sehr geringen Zahl der Totenmale widerzuspiegeln. Ausmaß, Sinnlosigkeit und Anonymität des gewaltsamen Todes in unserer Zeit haben die Verstorbenen den Lebenden entfremdet. Die Trauer um die Toten und das öffentliche Bewahren ihres Andenkens fügen sich nicht mehr zusammen.

Dieser Wandel, der im Verhältnis zu den Toten unserer Zeit so sichtbar in Erscheinung tritt, hat verschiedene Ursachen, von denen das Schwinden des Bewußtseins des einzelnen von seiner nationalen Identität nur eine ist. Andere lassen sich vorläufig nur als Fragen formulieren: Waren diese Katastrophen in der ersten Hälfte des Jahrhunderts nur im Modus des aktiven Verdrängens und Verleugnens kollektiv zu bewältigen und erträglich zu machen? War es so etwas wie eine antiphobische Aktivität, die die Generation nach 1945 vom Überleben zum Wiederaufbauen ihrer zerstörten Umwelt trieb, ohne zugleich die Sinnfrage des Lebens – noch im Angesicht der Katastrophen und ihrer Folgen – ernsthaft zu stellen? Heute, 30 Jahre danach, kann man erkennen, daß eine echte Auseinandersetzung, die über die deutsche Vergangenheitsbewältigung, die Geschichte der Résistance und über Hiroshima hinausging, weitgehend fehlt oder ohne Nachhall geblieben ist. Um es mit Kisker auszudrücken: „Keine Zeit hat so viel gewußt, so viel geistige Dämonen abrufen können und so wenig aus ihren Gesichtern gelesen."

Die These von der *Verdrängung des Todes,* welche bis vor kurzem die öffentliche Diskussion über die Einstellung des modernen Menschen zu seiner Endlichkeit beherrschte, hätte sich gerade zum Verständnis des anonymen, gewaltsamen Todes in unserer jüngsten Vergangenheit angeboten. Sie findet sich aber in diesem Zusammenhang merkwürdigerweise nur selten erwähnt. Als Zeichen der Verdrängung des Todes gelten vielmehr die veränderten Begräbnis- und Trauerriten, indem z. B. anstelle der Beerdigung die Einäscherung getreten ist – nach Ariès „das radikalste Mittel, die sterblichen Überreste verschwinden und vergessen zu machen, sie restlos zu tilgen". Sterben geschieht heute im Krankenhaus und nicht mehr zu Hause, innerhalb der Familie. Soziologische und psychologische Untersuchungen beschäftigen sich in diesem Zusammenhang mit der Einstellung zum Sterben in verschiedenen Lebensaltern, in Abhängigkeit von Zivilisation, Technik und der Größe der Wohngemeinschaften, oder mit der Frage, warum es heute kaum mehr gelingt, für das Trauern beim Tod naher Angehöriger eine allgemein verbindliche Form zu finden. Auch die Analyse der Texte von Todesanzeigen und Kirchenliedern schien im Sinne der Verdrängungshypothese interpretierbar.

Es liegt nahe, die Verdrängung des Todes im Zusammenhang mit der *Privatisierung des religiösen Lebens* zu sehen, von der Moltmann sagt: „Damit ist die christliche Religion zwar aus der Integrationsmitte der modernen Gesellschaft entlassen und von ihrer Verpflichtung, das höchste Gesellschaftsziel darstellen zu müssen ... Es setzte sich eine fromme Individualität durch, die sich ihrerseits romantisch aus den sachlichen Verpflichtungen der Gesellschaft zurückzog." Wenn in diesem Prozeß kirchliche Formen weniger öffentliche Beachtung finden und innerhalb der Gemeinden in Frage gestellt werden, so ergeben sich daraus sicherlich auch Konsequenzen für den Umgang mit Sterben und Tod.

Hat die These von der Verdrängung des Todes heute ihre Gültigkeit verloren, nachdem das Thema, insbesondere in Zusammenhang mit Sterbehilfe und Euthanasie, wieder ganz in den Vordergrund gerückt ist? Leben wir heute erneut in einer der Sterblichkeit des Menschen, der Schrecken des Sterbens (aber auch der Möglichkeiten ihrer Überwindung) bewußt gewordenen Zeit? Hat sich hier zum Thema Sterben und Tod erneut ein fundamentaler Wandel vollzogen – vergleichbar der in der ersten Hälfte dieses Jahrhunderts erfolgten Ablösung des Existentialismus, für den menschliches Dasein „Sein zum Tode" ist, durch den dialektischen Materialismus, welcher sich die Realisierung des „natürlichen" Todes zum Ziel gesetzt hat?

Eine allgemeine Antwort darauf zu geben, ist verfrüht. Man kann aber folgende Feststellung treffen: Es geht in der öffentlichen Diskussion heute gerade *nicht um den Tod, sondern um das Sterben*. Dabei wird Sterben nicht als die Durchgangsphase zum Tode gesehen, sondern auf das Sterben allein konzentrieren sich alle Bemühungen. Das Ende des Lebens soll möglichst frei von Angst, Schmerz und Entstellung sein. Auch die praktische Theologie beschränkt sich heute bei der Sorge um den unheilbar Kranken auf die *Sterbe*hilfe, wie sich an den Inhalten der Fortbildung für die moderne Krankenhausseelsorge ablesen läßt. Selbst jenseits der Praxis lautet die theologische Aussage oft nicht anders: „Sterben ist also als Verarbeitung des Sterben-Müssens durchaus ein menschlicher Lebensakt. Der Tod selber ist demgegenüber jedoch eine dem Menschen widerfahrende Beendigung, ein anthropologisches Passiv" (Jüngel, 1976).

Das *Recht auf den eigenen Tod* leitet sich geistesgeschichtlich von der, mit der Aufklärung einsetzenden, Überzeugung von der Selbstverfügbarkeit des Menschen her; unmittelbar jedoch waren es die technischen Fortschritte der Medizin, insbesondere der Intensivmedizin, welche zur Frage nach einem menschenunwürdigen Sterben und zur Forderung nach einer Legalisierung der aktiven Euthanasie geführt haben.

Wenn die moderne Medizin in der Lage ist, auch Schwerstkranke über Tage und Wochen durch künstliche Beatmung soweit am Leben zu erhalten, daß Kreislauf- und Stoffwechselvorgänge intakt bleiben, so verlangt dies in der Tat eine sorgfältige Prüfung der Frage nach der angemessenen Behandlung unheilbar Kranker und alter Menschen, deren Lebens- oder Sterbenszeit durch die medizinische Technik von heute künstlich verlängert werden kann. Es wird daher vom Arzt erwartet, daß sein Handeln nicht mehr ausschließlich auf Lebenserhaltung ausgerichtet ist, sondern daß er auch darum bemüht sein muß, dem Menschen das Sterben zum rechten, zum „natürlichen" Zeitpunkt zu ermöglichen. Ungeachtet der psychologischen Beobachtung eines häufigen Wechsels in der Einstellung des Kranken zur Wünschbarkeit seines Endes macht man sich offensichtlich wenig Gedanken darüber, ob sich der rechte Zeitpunkt des Sterbens für den einzelnen Menschen überhaupt ermitteln läßt. Man gewinnt manchmal sogar den Eindruck, daß es bei der Forderung nach einem schmerzlosen, raschen Sterben nicht selten auch oder sogar hauptsächlich darum geht, den Arzt, das Pflegepersonal und die Angehörigen vor einem allzu langen und bedrückenden Mit-Leiden zu bewahren. Das meint in etwa auch Ariès, wenn er schreibt: „Es ist Sache des Kranken, bei Ärzten und Krankenschwestern nie die unerträgliche Gefühlsbelastung durch ihren nahen Tod aufkommen zu lassen. Sie werden nach Maßgabe der Bereitschaft eingeschätzt, mit der sie der ärztlichen Umgebung ... die Erinnerung daran ersparen, daß sie sterben werden. So kann die Rolle des Kranken nur negativ sein: die des Sterbenden, der den Anschein erweckt, er stürbe nicht."

Wie im folgenden noch näher zu erörtern sein wird, taucht in den neuesten Euthanasiediskussionen auch die Tötung *ohne* Einwilligung des Kranken auf, wobei die historischen Erfahrungen aus der Zeit des Nationalsozialismus weitgehend unberücksichtigt geblieben sind. Aus diesen extremen Forderungen und dem Eifer, mit der diese Fragen gegenwärtig in der Öffentlichkeit behandelt werden, muß man den Eindruck gewinnen, daß der moderne Mensch in seinem Verhältnis zur Vergänglichkeit enormen Ängsten ausgesetzt ist und damit – wie immer unter emotionalem Druck – der nicht weniger intensiven, ja faszinierenden Versuchung, sich dieser Sorge um das Lebensende „mit einem Schlage", d. h. durch eine umfassende, „extensive" Lösung zu entledigen.

In diesem Kontext sind auch die sich in jüngster Zeit mehrenden Berichte zu verstehen über Personen, welche aus fast tödlicher Krankheit und Bewußtlosigkeit oder etwa vom Ertrinken – sozusagen im letzten Augenblick – gerettet werden konnten. Diese, der Psychologie übrigens seit langem bekannten, Erfahrungen aus solchen Extremsituationen lauten dahin, daß Gefühle des Friedens, der Stille oder der euphorischen Beglückung vorherrschen, Angst und Schrecken dagegen fehlen [2]. Ein typisches Beispiel solcher Veröffentlichungen vom Erleben von Menschen, die klinisch schon tot waren, wie man sich bezeichnenderweise heute ausdrückt, stellt R. Moody's Buch „Life after Life" mit einem Vorwort von Kübler-Ross dar. Der zuweilen naiv beschwichtigende und glorifizierende Tenor dieses Berichtes verweist auf die gleichen Tendenzen, von denen die moderne Euthanasie-Bewegung ausgeht.

Der *„natürliche"* Tod, gesellschaftspolitische Zielvorstellung des dialektischen Materialismus, soll es dem Menschen ermöglichen, schmerzlos, ohne Angst, zur „rechten Zeit" zu sterben. Diese Forderung nach dem natürlichen Tod enthält vor allem die Beseitigung jedes gewaltsamen und jedes vorzeitigen Sterbens durch Krieg und Verfolgung, aber auch durch Mangel an Ernährung und unzulängliche ärztliche Behandlung. Heute müssen die meisten Menschen auf der Erde noch *vor* dem Versiegen ihrer biologischen Lebenskräfte, vor der natürlichen, altersbedingten Lebensgrenze sterben. Die Forderung nach dem natürlichen Tod enthält für unsere Betrachtung den wesentlichen Aspekt, daß sie dem Individuum ermöglichen soll, sein Leben „auszuleben"; dieses Leben, befreit von seinem vorläufigen Charakter, den ihm Vorstellungen von Jenseits und Ewigkeit früher verliehen, ist sein eigentliches Leben und nimmt seinen Sinn aus dem gesellschaftlichen Bezug in einer von Willkür und Ungerechtigkeit befreiten Welt [3].

Mit der Auffassung vom *ganzen,* Leib und Seele umfassenden, *Tod* hat sich in der modernen protestantischen Theologie eine entschiedene Abkehr von allen individuellen Unsterblichkeitsvorstellungen vollzogen. Die Bedeutung dieses um die Jahrhundertwende einsetzenden Umdenkens kann man daran erkennen, daß sich diese Lehre bisher kaum in die praktische Seelsorge umgesetzt hat, wofür die Grabpredigten das beste Beispiel sind. Im übrigen ist für die Entstehung der neuen Auferstehungsvorstellung im Protestantismus besonders bedeutsam, daß sie gegen die Aufklärung und ihre platonische Trennung von Leib und Seele gerichtet ist.

Dieser erste Überblick, die Sichtung der fünf Elemente, welchen für die Auseinandersetzung des modernen Menschen mit Sterben und Tod besonderes Gewicht zukommt, läßt den Umfang und die Aktualität des Themas erkennen. Vollzieht sich hier eine Veränderung, die man – wie es der Theologie heute manchmal nachgesagt wird – als ein zweites Aufklärungszeitalter bezeichnen könnte? Beschränkung auf die natürlichen Gegebenheiten des Lebens und Sterbens, aber auch Verwirklichung bisher tabuierter Eingriffe im Grenzbereich zwischen Leben und Tod sollen dem Ziel der *Entängstigung* menschlichen Daseins dienen. Insgesamt scheint es sich um einen Prozeß zu handeln, der auf ganz verschiedenen Ebenen das Gewicht menschlicher Vergänglichkeit zu mindern versucht. Es wird unsere Aufgabe sein zu prüfen, wieweit es in der Gegenwart gelungen ist, die Angst des sterblichen Menschen zu bannen – eine Angst, welche noch in diesem Jahrhundert auch als anthropologisches Signum verstanden werden konnte.

Euthanasie

> *"It seems certain that it is only a matter of time until laws will be passed that will permit the administration of painless death when the only alternative is an agonizing or meaningless existence. It is a challenge to every citizen to hasten that day."*
> Letzter Satz der Ausgabe 1977 „Freedom to die"
> von Ruth Russell

Für unser Thema kommt der Euthanasie heute eine ganz überragende Bedeutung zu. Nirgends sonst finden sich die *praktischen* Konsequenzen und die Zeichen eines *grundsätzlichen* Wandels in der Einstellung zum Tode so nahe beieinander. Erstere betreffen die Forderung nach Legalisierung der Tötung auf Verlangen, letztere u. a. die Annahme, man könne eindeutig wahrnehmen oder sogar ohne Stellungnahme des Kranken entscheiden, ob sein Leben noch lebenswert (meaningful) ist.

Vorauszuschicken ist an dieser Stelle eine definitorische Unterscheidung von *aktiver* und *passiver* Euthanasie: Passive Euthanasie stellt medizinisches Handeln oder Unterlassen dar, welches eine Lebensverkürzung zur Folge haben *kann;* aktive Euthanasie aber liegt dann vor, wenn ein Handeln oder Unterlassen *zum Ziel hat,* das Leben zu beenden bzw. zu verkürzen. Das Abstellen eines Beatmungsgeräts bei einem Bewußtlosen hat in der Regel nichts mit Euthanasie zu tun, indem es erfolgt, wenn – nach den jeweils neuesten Erkenntnissen der Physiologie – Hirntod eingetreten ist und der Mensch nicht mehr lebt. Die Maßnahmen der passiven Euthanasie, die zum Tode oder zur Lebensverkürzung führen können, unterscheiden sich aus der Sicht des Arztes ihrem

Wesen nach nicht von der Mehrzahl der risikoreichen Eingriffe; denn viele Operationen, die bei gegebener Unheilbarkeit der Linderung schwerer Schmerzen oder Behinderungen dienen, können Lebensverkürzung oder den Tod zur Folge haben, was bei der Entscheidung über solche Eingriffe stets der Abwägung bedarf. Für das ärztliche Handeln befinden sich Eingriffe dieser Art wie die passive Euthanasie in Übereinstimmung mit der professionellen Rolle des Mediziners. Daher hält P. Krauss die Tötung auf Verlangen auch nur dann für ethisch (nicht rechtlich) vertretbar, wenn die Beziehung zwischen Arzt und Patient so persönlich geworden ist, daß dieser nicht mehr als Arzt, sondern als helfender Mitmensch tätig wird.

Die scheinbar spitzfindige Unterscheidung zwischen aktiver und passiver Euthanasie besitzt fundamentale Bedeutung; denn nur aktive Euthanasie ist Töten. An die Stelle des Sterbens, welches die Ungewißheit des „wie" aber auch des „wann" prinzipiell immer einschließt, tritt das Getötetwerden. Man mag einwenden, daß diese Unterscheidung nur den Arzt und nicht den Betroffenen angeht, und man argumentiert zuweilen, daß dies nicht ein Problem des einzelnen Arztes sei, sondern der ganzen Medizin als Heilkunde, welche durch ihre Fortschritte erst die aktive Euthanasie nötig gemacht habe. Auf die Gefahren des Mißbrauchs soll hier nicht eingegangen werden; denn darauf ist oft verwiesen worden, z. B. unter rechtlichen Gesichtspunkten von Eser. Bedeutsam scheint uns allein die Tatsache, daß hier im Rahmen der Arzt-Patientenbeziehung, deren humane Bedeutung heute von niemand in Zweifel gezogen wird, zugleich vom Arzt ein Verhalten erwartet wird, welches einen Bruch mit seiner professionellen Identität bedeutet. Es überrascht daher nicht, daß unter den entschiedenen Befürwortern einer aktiven Euthanasie Angehörige nicht-medizinischer Berufe bei weitem überwiegen.

Die jüngsten Zielvorstellungen der Euthanasie-Befürworter gehen über die Tötung auf Verlangen, das Recht auf den eigenen Tod, weit hinaus. Das 1975 erschienene Buch der kanadischen Psychologin Ruth Russell „Freedom to die" enthält den Entwurf für ein Euthanasiegesetz, welches vorsieht, daß behinderte Kinder auf Wunsch ihrer Eltern, geisteskranke und alte Menschen, die zu letztwilligen Verfügungen nicht mehr in der Lage sind, auf Verlangen ihres Vormundes getötet werden können – hier als „non involuntary Euthanasia" bezeichnet.

Im gleichen Jahr hat Marvin Kohl einen Sammelband unter dem Titel „Beneficient Euthanasia", also Gnadentod, veröffentlicht, in welchem er auch die Tötung ohne Zustimmung für zulässig hält, ja unter humanem Aspekt als die bestmögliche Behandlung („the kindest possible treatment") bezeichnet: „Wenn das fanatische Beharren auf Einwilligung nur fortgesetztes oder vermehrtes Elend mit sich bringt, müssen wir uns entschließen, im Interesse des Individuums zu handeln. Denn niemand soll nur deswegen leiden, weil er seine Zustimmung nicht ausdrücken kann." Ist das Individuum physisch oder psychisch nicht in der Lage, frei zu wählen, „the proper legal guardian (or when this is inappropriate, society or its representatives) acting on the individuals behalf gives consent".

Diese Pervertierung des Euthanasie-Gedankens macht einen historischen Rückblick auf die „Vernichtung lebensunwerten Lebens" während des Nationalsozialismus *unvermeidlich,* zumal, wie man Russell's Buch entnehmen kann, die britische und die U.S. amerikanische Euthanasia Society 1935 bzw. 1938 gegründet worden sind. Die auf den 1.9.1939 zurückdatierte Ermächtigung Adolf Hitlers hatte zum Inhalt, „die Befugnisse namentlich zu bestimmender Ärzte so zu erweitern, daß nach menschlichem Ermessen unheilbar Kranken bei kritischster Beurteilung ihres Krankheitszustandes der Gnadentod gewährt werden kann". 5 000 Kinder, insgesamt 80 – 100 000 Kranke wurden damals in Deutschland getötet, in erster Linie solche, die sich 5 Jahre ununterbrochen in Anstaltsbehandlung befanden und dort keine nützliche Arbeit verrichten konnten [4]. Aus der Geschichte der „Vernichtung lebensunwerten Lebens" ist noch folgendes bemerkenswert: Die von Hitler nach 1½ Jahren angeordnete Beendigung der sogenannten T 4-Aktion ist der *einzige* Fall, in dem Widerstand in der Bevölkerung und die Intervention der christlichen Kirchen den nationalsozialistischen Staat veranlaßten, sein Vorhaben aufzugeben. Wir wissen heute ferner, daß nach der Einstellung der T 4-Aktion die Vergasungseinrichtungen und auch das Personal nach dem Osten verlegt und für die „Endlösung der Judenfrage" eingesetzt wurden.

Warum, so fragen wir, haben diese Vorgänge aus der jüngsten deutschen Vergangenheit nicht dazu geführt, jeden Gedanken an eine aktive Euthanasie und vor allem an eine Tötung ohne Einwilligung von vornherein zu unterbinden? Warum hat man Mitscherlichs Dokumentation „Medizin ohne Menschlichkeit", die Veröffentlichungen von Ehrhardt und G. Schmidt nicht zur Kenntnis, nicht ernst genommen? Die Antwort muß im Blick auf die angelsächsische Euthanasiebewegung lauten, daß diese die T 4-Aktion lediglich als „Nazi war crime", als Zeichen einmaliger Hitlerischer Barbarei ansieht. So heißt es etwa bei Fletcher: „Was die Nazis taten, war gnadenloses Töten, entweder zur Ausrottung eines Volkes oder zum Zwecke brutaler Experimente." Daß es lange vor der nationalsozialistischen Machtergreifung aus dem *Sozialdarwinismus* hervorgegangene Euthanasiebestrebungen in Deutschland gegeben hat, auf die sich Hitler dann berufen konnte, bleibt unerwähnt.

Uns scheint aber gerade diese *Vor*geschichte des Nationalsozialismus für die Frage von größter Bedeutung, ob und inwieweit die „Vernichtung lebensunwerten Lebens" zwischen 1939 und 41 für die gegenwärtigen Auseinandersetzungen um die Euthanasie relevant ist (Lauter u. Meyer).

Wir zitieren zunächst aus einer 1895 erschienen Arbeit von Jost über das Recht auf den eigenen Tod (mit dem Untertitel

„eine soziale Studie"): „Erspart bleiben ihnen ... der Jammer und die tiefe seelische Erschütterung, die das Bild eines hoffnungslos leidenden Verwandten oder Freundes hervorruft, erspart bleiben ihnen ferner die Mühseligkeiten der Wartung und Pflege, die geradezu Danaidenarbeit darstellen, erspart bleiben ihnen ferner bei etwaiger ungünstiger Vermögenslage viele Unkosten, erspart bleibt ihnen vor allem der niederdrückende Gedanke, daß wieder einmal ein Wesen zwecklos leiden muß." Der Verfasser, ein Göttinger Psychologe, bemerkt dazu, daß Mitleid und Gesellschaftsinteresse hier zusammenfallen. In der sprachlichen Wiedergabe viel bedrückender heißt es dann bei Binding: „In Zeiten höherer Sittlichkeit – der unseren ist aller Heroismus verloren gegangen – würde man diese armen Menschen wohl amtlich von sich selbst erlösen. Wer aber schwänge sich heute in unserer Entnervtheit zum Bekenntnis dieser Notwendigkeit ... auf?" Dieses Zitat aus der 1920 erschienenen Schrift „die Vernichtung lebensunwerten Lebens", die sich auf die Studie von Jost bezieht, stammt von dem Juristen Binding und dem Psychiater Hoche. Sie waren zu ihrer Zeit angesehene Professoren, dem Nationalsozialismus nicht verbunden. Am Beispiel der Alterskrankheiten, der Hirnsyphilis und der chronischen Schizophrenie spricht Hoche von geistig Toten, von Ballastexistenzen und von leeren Menschenhülsen. Er sagt: „Mitleid ist den geistig Toten gegenüber im Leben und im Sterbensfall die an letzter Stelle angebrachte Gefühlsregung." [5].

Angesichts der diesen Thesen zugrundeliegenden Beschränkung menschlicher Werte auf bloße biologische Funktionstüchtigkeit bedeutet die T 4-Aktion historisch „nur" das Extrembeispiel eines Mißbrauchs von – dem Sozialdarwinismus entnommener – Ideen für eine Erneuerung der Gesellschaft nach biologisch-eugenischen Prinzipien (Fichtner, Schadewaldt, Zmarzlik). Wer die historische „Vernichtung lebensunwerten Lebens" aus der modernen Diskussion um Euthanasie und Gnadentod ausklammert, läßt damit erkennen, daß er die Möglichkeiten ihres Mißbrauchs und das Risiko des Umschlags humaner Sterbehilfe in inhuman perfekte Tötungsstrategien nicht sehen will [6].

Es gibt jedoch noch einen ganz anderen – scheinbar geringfügigen – terminologischen Tatbestand, der uns mißtrauisch machen sollte gegenüber der Behauptung aller Euthanasie-Vorkämpfer, es ginge ihnen nur ganz pragmatisch um Hilfe zum Sterben. Die – etwa in den „living wills" – gewählte Formulierung lautet, es sei mir vergönnt, *in Würde* zu sterben. Warum ist nicht von den konkreten Ängsten die Rede, welche den Menschen angesichts seiner Sterblichkeit bewegen? Geht es nicht darum, im Sterben nicht allein gelassen, vor Angst und schlimmen Schmerzen und vor Hilflosigkeit bewahrt zu sein? Wollen wir nicht in Frieden sterben? Anstelle solcher naheliegender menschlicher Wünsche steht das Wort vom „dying with dignity".

Der Würdebegriff – im Christentum Ausdruck der Gottesebenbildlichkeit des Menschen – verweist auf die Kantische Auffassung von der Autonomie als dem „Grund der Würde der menschlichen und jeder vernünftigen Natur". Würde ist nach Schiller Ausdruck der „Geistesfreiheit" des Menschen.

Trotz dieses offensichtlichen Zusammenhangs zwischen Würde und Autonomie oder Selbstbestimmung des mündig gewordenen Individuums, welche das Recht auf den eigenen Tod, auch durch Suizid, einschließt, scheint die formelhaft verwandte Bezeichnung vom „würdigen Sterben" irgendwie befremdlich. Uns stellt sich daher die Frage, ob dieser Terminus im Sprachgebrauch der Gegenwart eine unbewußte Scheu vor dem profanen Ableben zum Ausdruck bringt. Bedeutet würdiges Sterben insgeheim den notwendigen, erst eigentlich sinnstiftenden Abschluß eines würdigen Lebens? Oder handelt es sich hier um eine magische Formel, hinter der sich vornehmlich die Sorge vor dem Unwiederholbaren des Sterbens und dem Unbekannten des Todes verbirgt? Vielleicht ist „würdiges Sterben" – gerade heute – eine Chiffre für eschatologische Ängste.

Zur Phänomenologie des Lebensendes

Das Jetzt im Leben und das Jetzt des Sterbens.

Die kritische Analyse der gegenwärtigen Situation, welche wir erst im letzten Abschnitt wieder aufnehmen werden, bedarf an dieser Stelle der Ergänzung durch eine mehr theoretische Betrachtung, in welcher von der Sequenz Leben – Sterben – Tod und von der Widersprüchlichkeit der Todeserfahrung die Rede sein wird. Damit sollen die Voraussetzungen geschaffen werden zum Verständnis einer psychologisch orientierten Beschreibung von Grenzsituationen des Daseins, vom Erleben des Sterbens anderer und schließlich von jenen – auch klinisch bedeutsamen – neurotischen Erlebnisweisen, die vom Thema unserer Endlichkeit bestimmt sind.

Leben und Tod sind die eigentlichen Gegensätze; über den Tod, wie der Theologe Jüngel schreibt, können wir nur das Leben befragen. Leben ist für uns mit Bewußtsein, Denken, Fühlen und Handeln verbunden. Leben heißt Gegenwärtigsein. Gegenwart aber ist jener momentane Zustand zwischen Vergangenheit und Zukunft, in dem wir existieren, d. h. in dem wir unserer leib-seelischen Einheit unmittelbar inne werden. Über das Leben des Menschen, im physischen wie im psychischen Bereich, lassen sich viele Aussagen machen, über den Tod keine oder, genauer gesagt, keine konkreten. Der Tod ist das Unbekannte, von dem sich nur sagen läßt, daß er die Negation des Lebens oder das Nicht-Sein ist [7].

Sterben ist die Nahtstelle zwischen Sein und Nicht-sein, jener Übergang vom Leben zum Tode, der dem „Augenblick" vergleichbar erscheint, welcher im Kontinuum des Lebens zwischen Zukunft und Vergangenheit Gegenwart repräsentiert. „Hinter der Erfahrung, daß wir ... aus der Vergangenheit in die Zukunft getrieben werden, ohne je Gegenwart zu haben, in der wir ruhen könnten, steht das Nichtsein", heißt es bei Tillich. Das Sterben sensu strictori besitzt einen ähnlich momenthaften Charakter, wenn wir auch den Vorgang des Sterbens im allgemeinen weiter fassen und damit jene Endphase des Lebens meinen, in der die psychischen und somatischen Funktionen erlöschen, oft die psychischen vor den somatischen. Wie wir im Leben das Präsentische weniger eng fassen, als dies dem „Jetzt" zukommt, so verhält es sich auch mit dem Sterben. Wir beschränken Gegenwart so wenig auf den „Augenblick" wie Sterben auf den „letzten Atemzug"; denn über das punktuelle Jetzt könnten wir so wenig Aussagen machen wie über das punktuelle Sterben. Nur hilfsweise läßt es sich zeitlich festlegen, wenn wir die Uhrzeit des Jetzt, die Dauer des Sterbens oder die Todesstunde bestimmen. Während wir aber im Leben über die Zukunft viele Voraussagen machen und diese danach zumeist unschwer nachprüfen können, indem wir sie erleben, gibt es diese Möglichkeit für das Sterben nicht. Das theoretisch interessante Problem des Jetzt im Leben [8] gewinnt im Sterben eine andere Dimension. Der kardinale Unterschied zwischen dem Jetzt im Leben, dem stets ein anderes Jetzt folgt, und dem Jetzt im Sterben, dem kein anderes Jetzt mehr folgt, macht das Sterben zu einem besonderen „Jetzt", nämlich dem des Endes des Zeitkontinuums eines Lebens. Dies Ende ist nicht mehr erlebbar, weil der Zukunftsbezug des Bewußtseins Voraussetzung für das Erleben des Lebensvollzuges ist. Zwar gilt für das Leben ebenso wie für das Sterben das Prinzip der Irreversibilität, der Nichtumkehrbarkeit. Das – Vergangenheit und Zukunft umgreifende – Bewußtsein gewährleistet aber, daß es für unser Leben eine Identität der Person und eine Kontinuität der Lebensgeschichte gibt, welche mit dem Tod endet.

Was wir in der Alltagssprache Gegenwart nennen, umfaßt also weite Teile der Vergangenheit und auch der Zukunft.

Wir sprechen von Gegenwartsgeschichte, wir schildern im Präsens, wie es jetzt in unserer Familie aussieht, wie es uns geht, wo wir leben und arbeiten. Alle diese Aussagen über die Gegenwart beziehen sich auf einen ungenau begrenzten Zeitraum, deren Vergangenheitscharakter uns nur bei einem plötzlichen Wandel unserer Lebenssituation zum Bewußtsein kommt: „Gestern noch ..." Unsere Redeweise vom Sterben umfaßt ebenfalls einen unscharf begrenzten Zeitraum, der vom Arzt, vom Pflegepersonal, von den Angehörigen und von dem Betroffenen sehr verschieden eingeschätzt und erlebt wird. Das „Sterben" kann etwa beginnen, wenn der Kranke benommen wird oder Bewußtlosigkeit eintritt, oder wenn nach medizinischer Erkenntnis jederzeit mit dem Eintritt seines Todes gerechnet werden muß. Dennoch sind die Aussagen „dieser Mensch liegt im Sterben", „stirbt" etwas qualitativ anderes als alle vergleichbaren Aussagen über präsentische Zeiterfahrungen im Leben; denn der Zukunftsaspekt ist dabei allein auf das bevorstehende Ende beschränkt, nichts sonst.

Diese Überlegungen zur Gegenwart im Leben (zwischen Vergangenheit und Zukunft) und im Sterben (zwischen Leben und Tod) helfen uns noch zum Verständnis eines zentralen anthropologischen Tatbestandes: Als tot können wir uns selbst nicht erleben. Unseren Tod können wir uns nicht vergegenwärtigen, ihn nicht antizipieren wie Zukunft sonst. Verschwinde ich als Beobachter meiner selbst und meiner Welt, so sind mir auch mein Selbst und meine Welt nicht mehr „gegeben" [9]. In seiner Erzählung „die Mauer" läßt Sartre einen Gefangenen, der seine Erschießung erwartet, sagen: „Ich sah meinen Leichnam: das ist nicht schwer, aber ich sah ihn mit meinen eigenen Augen. Ich müßte es aber fertig bringen, zu denken, daß ich gar nichts mehr sehen werde, gar nichts mehr hören werde, und daß die Welt für die anderen weiter bestehen wird. So was zu denken, dafür ist man nicht gemacht" (s. S. 50/51).

Die Unvorstellbarkeit des persönlichen Todes und die Lehren von der Unsterblichkeit

Rosenzweig: „Denn nur Andere können sterben; nur als Er stirbt der Mensch. Das Ich kann sich nicht gestorben denken."

Améry: „Daß er aber da ist und durchaus zwar eine Welt ohne sein Dasein, nicht aber sein eigenes Nicht-Dasein denken kann, ist die Grundbewandtnis seiner Existenz."

Diese These von der Unvorstellbarkeit des persönlichen Todes wird für den Menschen der Gegenwart zum zentralen Problem: Er hat als rationales Wesen seine Endlichkeit, seinen Tod als vollständige Vernichtung des Daseins zu akzeptieren, ohne sich darauf in antizipatorischer Weise einstellen zu können [10]. Eliade (1961) schreibt dazu: „Die Angst vor dem Nichts des Todes scheint ein ausschließlich modernes Phänomen zu sein. In allen anderen Religionen wird der Tod niemals als das Nichts erfahren; der Tod ist vielmehr ein Übergangsritus, der zu einer anderen Seinsweise führt." Oder mit den Worten C. G. Jungs: „Man kann sogar behaupten, daß die Mehrzahl dieser Religionen komplizierte Systeme der Vorbereitung des Todes sind." Der These von der Unvorstellbarkeit des persönlichen Todes begegnen wir fast nur im Denken der *Neuzeit*. Dies hängt vielleicht damit zusammen, daß früher allgemein verbindliche Jenseitsvorstellungen ihre Allgemeingültigkeit und Aussagekraft verloren haben. Ist die Widersprüchlichkeit der Todeserfahrung an ihre Stelle getreten?

Nicht nur die religiösen Vorstellungen vom Jenseits verblassen; Unsterblichkeitsvorstellungen überhaupt sind aus dem öffentlichen Leben verschwunden. Nur in der Friedhofskapelle und auf den Todesanzeigen führen sie noch ein bescheidenes Leben, quasi geduldet als Trost für die Hinterbliebenen. Der christliche Auferstehungsgedanke – bis zum Ende des XIX. Jahrhunderts problemlos mit der Unsterblichkeitslehre verbunden [11] – steht, wie noch zu zeigen sein wird, nicht mehr im Widerspruch zu der Annahme eines *ganzen*, Leib und Seele umfassenden, Todes. Während man im dialektischen Materialismus gegen das Christentum – und sicher mit einem gewissen Recht – argumentiert, man habe dem Leben auf dieser Welt nicht genug Gewicht beigemessen, weil man Leben nur als Vorbereitung auf das Jenseits auffaßte, so könnte heute die theologische These vom ganzen Tod als Ausdruck einer unausweichlichen Nur-Diesseitigkeit verstanden werden [12]. Das würde bedeuten, daß der Mensch der Gegenwart nur aus der sozialen Wirklichkeit im Hier und Jetzt den Sinn seiner Existenz herzuleiten vermag. Hanna Arendt bemerkt dazu: „Und selbst wenn man zugestehen würde, daß die Neuzeit mit einem plötzlichen und nicht weiter erklärbaren Verschwinden eines Jenseitigen, des Glaubens an eine jenseitige Unsterblichkeit begonnen hätte, so würde daraus noch keineswegs folgen, daß dieser Verlust der Transzendenz den Menschen diesseitiger und weltlicher gemacht hätte. Die Geschichte dieser Jahrhunderte beweist vielmehr, daß der Glaubensverlust die Menschen nicht auf die Welt und ein Diesseits, sondern vielmehr auf sich selbst zurückgeworfen hat."

Bevor wir in den folgenden Kapiteln aus psychologisch-psychotherapeutischer Sicht prüfen, wie weit es beim modernen Menschen tatsächlich zu einem Schwinden von Unsterblichkeitsvorstellungen gekommen ist, sollen uns zunächst Auffassungen der modernen *protestantischen* und *katholischen* Theologie vom Tode und vom „danach" beschäftigen.

Jüngel hat aufzuzeigen versucht, daß die Lehre vom ganzen Tod mit dem christlichen Glauben vereinbar ist; er hat es zu einer wichtigen Aufgabe der Theologie erklärt, jene fremden Vorstellungen zu eliminieren, die das christliche Todesverhältnis verfälscht haben: Unsterblichkeit der Seele als Vermächtnis des Sokrates, Entplatonisierung sind die Stichworte. Das Entscheidende dieser Entwicklung sieht Jüngel in einer veränderten Einstellung zu dem Tod Jesu. Dieser bedeutet nicht göttliche Teilhabe an der Vergänglichkeit des Menschen, sondern Teilhabe des Menschen an Gottes Ehre und in diesem Sinne Entmächtigung des Todes. Für den Christen ist es allein entscheidend, ob der Mensch vom Nichts oder von Gott begrenzt wird. Das endliche Leben erfährt keine unendliche „museale" Verlängerung, sondern wird als endliches „in der Gegenwart Gottes verewigt: Gott ist mein Jenseits". Auch Moltmanns „Theologie der Hoffnung" geht davon aus, daß „durch die Emanzipation der Vernunft und der Gesellschaft die archaische und die antike Tradition, in die bis in die Neuzeit hinein auch die Tradition christlicher Verkündigung eingebettet war", ihr Ende gefunden haben.

Man würde diese, mit der Entplatonisierung einhergehende, Entwicklung in der modernen protestantischen Theologie aber mißverstehen, wollte man aus der Lehre vom ganzen Tod einen christlichen Todes-Nihilismus ableiten. Auszugehen ist vielmehr von dem für alle Menschen gültigen Tod als der Sünde Sold, als Zeichen der Abwendung des Menschen von Gott. Diese unsere menschliche Verlorenheit wird aufgehoben durch die Liebe Gottes, sichtbar geworden in der Kreuzigung und Auferstehung seines Sohnes. Zu der Lehre vom ganzen Tod tritt also die Erinnerung an die – individuelle, einmalige – Auferweckung Jesu Christi und zugleich die Erwartung der – universellen – Auferstehung der Toten. Diese Hoffnung auf Auferstehung und ewiges Leben am Ende aller Zeiten war in der Vergangenheit durch den Unsterblichkeitsgedanken der Seele zunehmend verdeckt und ist heute als komplementäre, die Welt und den ganzen Tod transzendierende, Erwartung wieder bedeutungsvoll [13].

Unter psychologischem und kulturgeschichtlichem Aspekt wird man sich allerdings fragen müssen, ob der Hinweis auf die stellvertretende Auferweckung Christi und vor allem auf das endzeitliche ewige Leben, ob solche Auffassungen von Auferstehung und Jenseits für den modernen Menschen hinreichend evident werden können; denn diese andere Gewichtung hat erst am Ende des letzten Jahrhunderts eingesetzt. Christliche Tradition und die sie begleitende sakrale Kunst, wie sie dem Menschen der Gegenwart vertraut und zugänglich sind, aber auch die geistesgeschichtliche Entwicklung der letzten Jahrhunderte bedeuten gerade für die *überindividuelle* Endzeit-Erwartung keine Stütze. So betrachtet bleibt die Lehre vom ganzen Tod eine schwere, eher verunsichernde Aufgabe für den Menschen von heute. Der Verzicht auf die Unsterblichkeit der Seele beseitigt zwar den Konflikt zwischen Glauben und modernem positivistischem Denken, aber er erschwert andererseits die Annahme einer Rettung des Personalen oder Eigentlichen des Menschen in seinem Tode. Die *katholische* Theologie hat im Gegensatz zum Protestantismus den Unsterblichkeitsgedanken niemals ganz aufgegeben und die Entplatonisierung des Glaubens nicht mit dieser Schärfe gefordert. Man geht von einer „natürlichen Unsterblichkeit" aus, die sich aus dem Schöpfungsgedanken herleitet (Greshake). Im Tode vollzieht sich durch das Christusereignis Unsterblichkeit als Vollendung des einzelnen und Auferstehung als Vollendung der gesamten Geschichte am Jüngsten Tag. In diesem Sinne sind Auferstehung und Unsterblichkeit komplementär; sie sind Ausdruck der von Gott schon in der Schöpfung gewollten Unwiderruflichkeit menschlichen Seins. – In neuerer Zeit hat im Katholizismus, vor allem durch Boros, die sogen. Endentscheidungshypothese besondere Beachtung gefunden. Danach trifft der Mensch im Augenblick des Todes eine letztgültige Entscheidung über sein Leben für oder gegen Gott. Der Mensch erfährt im Tode, daß total über ihn verfügt wird, und gleichzeitig wird von ihm auch die höchste Tat seiner Freiheit, der Gottbegegnung und der Entscheidung über sein ewiges Schicksal gefordert. Wichtig ist für unsere Betrachtung, daß mit der Endentscheidungshypothese dem Tod eine zentrale Bedeutung zufällt, die – wie auch kritisch bemerkt worden ist – der Heideggerschen Lehre vom Leben als „Sein zum Tode" nahesteht. Auch klingt in der Gleichzeitigkeit von ohnmächtigem Erleiden und freier Tat im Tode etwas von platonischem Denken an, indem nämlich erst mit der Trennung von Leib und Seele die Vollendung menschlichen Seins gelingen kann. Demgegenüber hebt Ratzinger hervor, daß der ganzheitliche Charakter der christlichen Hoffnung aus dem Schöpfungsglauben folgt. „Was gerettet wird, ist das eine Geschöpf Mensch, die Ganzheit und Einheit der Person, die sich in unserem leibhaftigen Leben zeitigt" [14].

Hier ist vorerst noch einmal die Frage festzuhalten: Ergibt sich aus einer Abkehr vom Glauben an die Unsterblichkeit der Seele und ein *personales Fortexistieren* im Tode zusammen mit der Lehre vom ganzen Tod nicht doch zwangsläufig eine Nur-Diesseitigkeit? Muß dadurch für den modernen Menschen die Suche nach dem Sinn des Daseins nicht noch bedrängender werden und dem im Leben Scheiternden keinen Ausweg lassen?

Man wird aber auch die Gegenfrage stellen: Wenn so viele Menschen unserer Zeit sich offenbar nur über das Sterben Gedanken machen und nach Wegen zu einem perfekten Sterben suchen, dann liegt die Annahme nahe, daß es Todesangst, Angst vor dem „Nicht-mehr-Sein" gar nicht mehr gibt, daß heute *an die Stelle von Todesangst Sterbensfurcht* getreten ist. Wir wissen zwar vom Tod, wir vermissen die Verstorbenen, sie fehlen uns, aber unsere konkrete Furcht gilt nur dem Sterben. Ist also Todesangst nur eine Fiktion, ein Relikt aus der Vergangenheit? Gibt es am Ende menschlichen Lebens überhaupt etwas zu fürchten außer dem Sterben? Ist der Tod noch etwas, über das nachzudenken es sich lohnt? „Kommt man um die letzte Angst herum, indem sie überhaupt keine ist" (Bloch)?

Das Endlichkeitsproblem unserer Zeit läßt zwei ganz divergente Positionen erkennen: Die Lehre vom ganzen Tod und von seiner Überwindung durch die Auferweckung Christi und durch die Hoffnung auf die Auferstehung der Toten am Jüngsten Tag und auf der anderen Seite „private" – dem öffentlichen Bewußtsein weitgehend entzogene – Vorstellungen von der Unsterblichkeit der Seele. Hoffnung auf eine alle Menschen einschließende Auferstehung kann für das Geschick des einzelnen in der Gegenwart wohl nur dann eine Hilfe bedeuten, wenn sie als *kollektive* Bewältigung der Todesangst noch tragfähig ist.

Grenzsituationen des Daseins

In der Gegenwart – das scheint sich abzuzeichnen – konzentrieren sich die Sorgen des Menschen allein auf das Sterben. Dem Tod kommt nur der Charakter der Aufhebung des Lebens, des Endes der Lebensgeschichte des Individuums zu. Gedanken über das „Wesen" des Todes, über ein „danach" sind aus dem öffentlichen Bewußtsein verbannt. Dennoch gibt es Bereiche, abseits von unserer Alltagswelt, die uns ihre fortwirkende, überdauernde Bedeutung ahnen lassen.

Aus Grenzsituationen des Daseins wissen wir um Erfahrungen einzelner Menschen, welche in unverschlüsselter Form auf den Tod verweisen. Es sind Zustände, die überindividuell, in den verschiedensten Kulturen und durch alle Zeiten bis in unsere Gegenwart, angetroffen werden. Gemeinsam ist ihnen, daß das Element des Lebendigseins im Erleben vermißt wird oder nur noch in seltsam veränderter und abgeschwächter Form bewußt wird. Gemeint sind drei Bereiche, die im folgenden daraufhin untersucht werden sollen, wieweit es in ihnen zu Phänomenen kommt, die als Vorwegnahmen, als antizipatorische Phantasien von Tot-sein anzusehen sind:

Entfremdung [15], Erotik und Mystik.

Entfremdung

Als Depersonalisation und Derealisation bezeichnet man Veränderungen des Erlebens, welche im Bereich der Psychopathologie unter den verschiedensten Bedingungen angetroffen werden und sich auf das Verhältnis des Menschen zu sich selbst, zum eigenen Leib und zur Welt beziehen können. Es handelt sich um eine – oft als sehr quälend empfundene – Störung der Ich-Außenwelt-Beziehung, die der Psychiater hauptsächlich in Psychosen und bei abnormen Erlebnisreaktionen beobachtet, die als kurze Entfremdungsattacken aber auch bei gesunden Personen vorkommen.

Die Schilderungen lauten, um einige typische Formulierungen voranzustellen, etwa so: Es kommt mir alles traumhaft vor, das Ich ist manchmal gar nicht richtig da. Alles erscheint mir bildhaft, wie wenn man einen Film sieht. Man hat keinen rechten Zeitbegriff mehr, als wenn man das Leben verdöst. Wenn ich in den Spiegel sehe, ist es, als ob ich ein fremdes Gesicht sehe, wenn ich im Bett liege, ist es, als wenn mein Körper gar nicht richtig da ist. Der Kranke sagt nicht, er träume, er fühle oder erkenne sich nicht, er könne die Welt nicht mehr wahrnehmen. Jede Aussage ist eine Als-ob-Beschreibung, also offenbar die Schilderung eines schwer exakt wiederzugebenden, mit bisherigen Erfahrungen nicht vergleichbaren Zustandes, dessen Erleben man nur durch Metaphern umschreiben kann. Diese Metaphern kreisen alle um den Verlust des Realitätsbewußtseins, der „fonction du réel". Man vergleicht die eigene Befindlichkeit mit Benommenheit und Dahinvegetieren, mit Traum, Schlaf oder mit dem Tode. Für letzteres einige besonders bezeichnende Beispiele (Meyer, 1959):

„Meine Seele ist tot, das Ich ist ganz verschwunden."

„Meine Seele ist fort, ich lebe als Geist, ich sitze mit meinem toten Körper da. Ich bin schon unter dem Boden, ich sehe kein Licht mehr in dieser Welt. Ich weiß nicht, ob ich spreche, ob meine Hände mir gehören, ob sie lebendig sind."

„Früher war das Dunkel (meines Lebens) die äußere Belastung, jetzt ist es in mir, vorher war es mir auferlegt. Die Dunkelheit hüllt mich ein, ich weiß mein Schicksal nicht mehr. Wenn ich in mich hineinhorche, höre ich nicht einen

Ton. Ich fühle in mir nichts mehr. ‚Nichts' ist das, was alles beherrscht, mich trennt ‚das Nichts' von allem."

„Ich habe das Gefühl, als wenn ich gestorben wäre, es ist etwas Totes in mir."

Eine cyklothyme Patientin schildert rückschauend ihren Krankheitszustand mit folgenden Worten: „Das kann man schwer erklären, so furchtbar traurig, als ob um mich herum keine Menschen mehr da waren. Ich habe gedacht, ich war gestorben. Ich habe mich gefühlt, als wäre ich tot, als ob ich in der Erde liege."

Diese Beispiele lassen erkennen, daß in den Schilderungen von Entfremdungserlebnissen der Vergleich mit Totsein offenbar sehr naheliegt. In den Worten der Betroffenen spürt man Atmosphärisches, das an den Hades denken läßt. Wie weit diese Auseinandersetzung mit dem Tode gehen kann, zeigt der folgende Bericht einer Patientin v. Gebsattels: „... Ich bin die Leere und darum bin ich nicht. Der Tod wäre leichter, aber der Tod existiert nicht als Tod, sondern weil ich tot bin, brauche ich nicht den Begriff des Todes, ich bin ja der Tod."

Dabei ist noch darauf hinzuweisen, daß Entfremdungserlebnisse – offenbar unabhängig vom „Zeitgeist" – immer wieder mit den *gleichen* Metaphern beschrieben werden. So heißt es in Krishabers 1872 erschienenen ersten wissenschaftlichen Beschreibung dieses Phänomens von einem Kranken: „Er war nicht mehr der gleiche wie früher, er hatte sein Selbstbewußtsein verloren, manchmal war es ihm, als existierte er nicht." In welcher Weise Entfremdungssymptome unmittelbar den Wandel des Erlebens und den Verlust des Lebensgefühls widerspiegeln können, zeigt die folgende Schilderung eines jungen Mannes, der als Praktikant auf einer Baustelle von einem Bauarbeiter, einem groben alten Mann, geschlagen worden war. Dies sind seine Worte:

„Mein ganzes Selbstbewußtsein brach durch diesen Schlag wie ein Kartenhaus zusammen. Ich wurde beleidigt, nicht irgendwie, es traf mich bis ins Blut und noch tiefer. Einen kurzen Moment noch spürte ich die ganze Süße des Lebens und dann war Kurzschluß. Ich habe vergessen, wer ich bin. Ich habe vergessen, was ich gewesen bin. Ich habe vergessen, daß ich ein eigenes Selbstwertgefühl besaß. Ich habe vergessen, daß ich lebe. Auf meinem Grabstein wird stehen: gestorben mit 20, begraben mit 60 Jahren."

Die Genese solcher Entfremdungserlebnisse reicht vom Emotionsstupor in Katastrophensituationen über plötzlichen Liebesverlust bis zu unlösbaren Konfliktlagen oder zum Tod Nahestehender. Hinzu kommen die in ihrer Entstehungsweise oft besonders durchsichtigen Entfremdungssyndrome im Jugendalter, welche als Reifungskrisen Ausdruck einer Flucht vor der auf den Adoleszenten zukommenden „Erwachsenen-Realität" sind und die zunächst eine Art Schutzfunktion zu besitzen scheinen; denn auf diese Weise wird es möglich, unerträgliche Lebenslagen in der Abgeschiedenheit des Entfremdetseins zu überwinden. Sie bedeuten in der unmittelbaren Not eine Entlastung, sie verhüten Panik in der Katastrophensituation, aber sie werden zugleich, je länger sie fortbestehen, als Leiden erlebt, welches den Betroffenen das unmittelbare Leben und Erleben unserer gemeinsamen Welt unmöglich macht. Janet und Raymond erwähnen eine 36jährige Frau, die den wegen einer Erkrankung ihres Mannes herbeigerufenen Arzt fragt, ob sie in 14 Tagen ihre Ferien antreten könnten. Als der Arzt antwortet, in 14 Tagen sei ihr Mann schon tot, setzt unmittelbar – zunächst mit der Unfähigkeit, sich den Körper ihres Mannes vorzustellen – eine schwere Entfremdung ein, die sich beim Tod des Mannes nicht weiter verstärkt, aber lange fortbesteht. Beobachtungen dieser Art haben Lifton und Olson vor Augen, wenn sie feststellen: „Such psychic numbing (Betäubtsein) is itself a form of death, a partial death protects one from reality, too hard to face and too chaotic to formulate."

Am häufigsten bei Jugendlichen kommt noch eine Erscheinung hinzu, die für die Todesproblematik in der Entfremdung bedeutungsvoll ist. Gemeint ist ein „existentielles" zwanghaftes Grübeln über die Welt, über das Wesen des Menschen, wie man auf die Welt kam. Das drückte ein 15jähriger so aus: „Manchmal denke ich so Sachen: Daß man so und so viele Jahre lebt und dann stirbt. Warum ein Mensch auf Erden ist?"

Ein Charakteristikum dieser Zustände abnormen Erlebens besteht schließlich darin, daß die Betroffenen – unabhängig davon, ob ihre Situation in einer plötzlichen Bedrohung oder in einer weniger akuten Überforderung besteht – fast regelmäßig ohne Übergang, von einem Moment zum anderen, in diesen Zustand geraten. Zwar wechselt die Schwere des Entfremdungsgefühls erheblich, nicht immer ist es schon von Anfang an in voller Ausprägung vorhanden. Das entscheidende Merkmal der veränderten Realitätsbeziehung scheint sich aber momentan zu vollziehen und wird auch bei leichten Entfremdungszuständen strikt vom „Ganz-da-Sein" unterschieden. Dem entspricht, daß in den Aussagen der Patienten vom Anders-sein und nicht vom Anders-werden, vom Fortsein und nicht vom Fort-gehen, vom Tot-sein und nicht vom Sterben die Rede ist.

Es handelt sich demnach für das Problem der Beziehung des Menschen zu Sterben und Tod in der Entfremdung um folgendes: Es wird ein Zustand der Abgeschiedenheit von der Welt geschildert, der gestörten Kommunikation zwischen Ich und Welt, der dem Tod, dem Nicht-Leben nahekommt. Vermißt wird darin offenbar jene Evidenz lebendigen Erlebens, ohne die das Spezifikum von Leben, von Erleben des Daseins fehlt. Man kann diese Erlebnisweisen als Ausdruck einer Flucht vor der unerträglichen Realität deuten, die aber im Gegensatz zum Suizid keinen aktiven Vorgang darstellt, sondern ein Sich-Verlieren, eine Verlorenheit. Gemeinsam ist solchen Erfahrungen die Störung des Daseins- und Aktivitätsbewußtseins bis zum „Ichverlust". Diese Menschen fühlen sich wie tot. Der Vorgang des Sterbens taucht in ihren Erlebnisweisen nicht auf. Nicht das Sterben sondern der Tod ist die andere Seite des Lebens.

Wir schließen dieses Kapitel mit dem Entfremdungserlebnis, welches Rilke von einer Spanienreise (1913) berichtet hat. Es verweist zugleich auf einen folgenden Abschnitt; denn, was hier erlebt wird, ist kein Leidenszustand sondern eine der mystischen Versenkung ähnliche Seelenverfassung:

„Er sah, wie über die Schultern, zu den Dingen zurück ... Einem Vogel schaute er nach, ein Schatten beschäftigte ihn, ja der bloße Weg, wie er da so hinging und sich verlor, erfüllte ihn mit einem nachdenklichen Einsehn, das ihm um so reiner vorkam, als er sich davon unabhängig wußte. Wo sonst sein Aufenthalt war, hätte er nicht zu denken vermocht..." – „... und fand fast gleich einen Ausdruck, der ihn befriedigte, vor sich hinsagend, er sei auf die andere Seite der Natur geraten."

Erotik

Liebe und Tod – dieses Thema ist in der bildenden Kunst, in Literatur und Musik immer wieder behandelt worden, hat aber in verschiedenen Epochen und Kulturen ganz unterschiedliche Bedeutung erlangt. Religionsgeschichte und Kulturanthropologie verfügen – besonders auch von naturvolklichen Gemeinschaften – über ein großes Material, welches vor allem durch die rituellen Vorschriften in beiden Bereichen und ihre Beziehungen zueinander von Interesse ist. Demgegenüber liegen nur vereinzelt psychologisch ergiebige, das ganz persönliche Erleben wiedergebende Berichte vor; diese stammen zumeist von psychoanalytischer Seite, gehen also in der Regel von den Angaben neurotischer Patienten während der Behandlung aus.

Aus Jüngel's Buch über den Tod: „Umgekehrt behaupten liebende Personen oft genug, im Ereignis der Liebe von der Unmittelbarkeit des Todes berührt worden zu sein, so daß die Vollendung personalen Daseins mitten im Leben wie eine Antizipation, eine Vorwegerinnerung des Todes erscheint." Setzen wir dagegen die berühmte oder berüchtigte Sentenz von Sade: „Es gibt kein besseres Mittel, sich mit dem Tod vertraut zu machen, als ihn mit der Vorstellung einer Ausschweifung zu verbinden."

Damit sind die Grenzen unseres Themas abgesteckt: Vollendung personalen Daseins – Ausschweifung. Die Erfahrung der liebenden Vereinigung, für die immer wieder die Bezeichnung „la petite mort" auftaucht, kann Furcht vor einem Identitätsverlust sein, wenn die Liebenden das Sichverlieren, das Gefühl der Auslieferung an den anderen und an ihre Emotionen fürchten, oft begleitet von einem Erleben des Stillstands der Zeit, zuweilen sogar mit Ohnmacht, ja einer momentanen Bewußtlosigkeit verbunden.

Der Höhepunkt sexueller Vereinigung kann als menschliche Grenzsituation erlebt werden, ausgezeichnet durch die Beschränkung der Wahrnehmung der Außenwelt auf den Leib in der Verschmelzung mit dem anderen, ohne Zeiterleben und so auch in dieser Hinsicht der Realität entrückt. Das wesentliche scheint darin zu liegen: In der Vereinigung mit dem anderen verliere ich mich, erlebe ich – beseligt oder/und ängstlich – den Verlust des Selbst [16]. Ähnlich den mystischen Erfahrungen kann dieser Zustand „of altered self-feeling" von Überklarheit des Bewußtseins, häufiger jedoch von einer Bewußtseinsveränderung im Sinne der Einengung oder Trübung begleitet sein.

Bevor wir kasuistische Belege für solche erotischen Grenzerfahrungen mitteilen, ist von einer ungewöhnlich subtilen Darstellung der Beziehung von Liebe und Tod zu berichten in George Bataille's Werk „der heilige Eros". Er behandelt darin zunächst die Bedeutung der Verbote, welche die sexuellen und die aggressiven Freiheiten des Menschen einschränken. Das „Du sollst nicht töten" und das „Du sollst nicht ehebrechen" seien prähistorische und im Grunde immer noch wirksame Verbote. Die sexuellen Tabus wechseln nach Zeit und Ort. Die Verbote, die wir in diesem Bereich vorfinden, gelten aber allgemein und bedeuten Einschränkung der dem Menschen gegebenen (tierischen) Freiheit des sexuellen Lebens. Das Inzestverbot ist nur, wie Bataille besonders hervorhebt, ein Einzelfall der die Sexualität überhaupt betreffenden Einschränkungen. Sie haben zwei wesentliche Motive: das eine betrifft das dem Sexualtrieb anhaftende Element der *Gewalt,* das andere ist *biologischer* Natur: Die Angst vor der Verschwendungssucht des Lebens. „Vergeblich vermehrt die Fortpflanzung das Leben: indem sie es zahlreicher macht, opfert sie es nur dem Tode, dessen Verheerungen überhand nehmen, wenn das Leben blind versucht, sich auszubreiten. Fortpflanzung verlangt immer wieder den Tod jener, die zeugen." Diese Auffassung entspricht in ihrem generellen Ansatz der Freudschen Lehre vom *Todestrieb.* Die Sexualtriebe zielen auf Fortpflanzung, die Ich- oder Aggressions- oder Todestriebe letzten Endes auf den Tod; das Leben muß auf seinen Ausgangszustand zurückgeführt werden. In diesem Sinne ist nach Freud das Ziel des Lebens der Tod.

Bataille ergänzt nun seine – den biologischen Kreislauf, die Verkettung von Fortpflanzung und Absterben betreffenden – Überlegungen durch den anthropologischen Aspekt, den der inneren Erfahrung. Er geht davon aus, daß das menschliche *Individuum* ein *diskontinuierliches Wesen* ist, das weiß, daß es lebt und stirbt. Aus dieser Diskontinuität, mit der das Selbstgefühl und zugleich das menschliche Vergänglichkeitsbewußtsein verbunden ist, erwächst die Sehnsucht nach *Kontinuität.* Diese Sehnsucht nach Kontinuität ist das Grundelement der Erotik. In jeder Form von Erotik geht es um die Überwindung der Diskontinuität und Ich-Bezogenheit durch Kontinuität, wie sie sich in der Ekstase vollzieht, in der der

Mensch an die Grenzen des Seins vordringt. Der im Christentum überall deutliche Verbotscharakter in seiner Einstellung zur Sexualität beruht nach Bataille darauf, daß christlicher Glauben sein Wesen in der *in Gott* wiedergefundenen Kontinuität erblickt – Kontinuität in der Erfahrung des Heiligen. Wenn die Diskontinuität des Individuums zugleich seine Sterblichkeit einschließt, so ermöglicht Kontinuität im Glauben an Gott – in allen Religionen – die Vorstellung von der Unsterblichkeit.

Die Erotik der Körper vollzieht sich zunächst als etwas Gewaltsames und Zerstörerisches, als Enteignung. Erotik der Körper schließt eine Wesensverletzung des Partners ein, die an den Tod grenzt. „Es gibt keine Liebe, wenn sie in uns nicht wie der Tod ist, ein Treiben zu raschem Verderben, schnell in's Tragische abgleitend und innehaltend erst mit dem Tod. So wahr ist es, daß zwischen dem Tod und dem ‚kleinen Tod‘, dem berauschenden Taumel der Abstand unmerklich ist. Das Verlangen, kopfüber zu versinken, ... unterscheidet sich nichtsdestoweniger vom Verlangen zu sterben, weil es ambivalent ist: ... es ist zugleich das Verlangen, an den Grenzen des Möglichen und des Unmöglichen mit fortwährend wachsender Intensität zu leben."

Dieses tödliche Element der Liebe ergibt sich für Bataille also aus den – psychoanalytisch gesprochen – sado-masochistischen Elementen von Besitzergreifung und Hingabe in der Annäherung, aus dem ekstatischen Charakter der Vereinigung und aus der damit verwirklichten Kontinuität, welche die Grenzen der durch Diskontinuität ausgezeichneten Individuen vorübergehend aufhebt. Damit wird ein Grundprinzip der Erotik offengelegt, welches das Heilige wie das nur Sexuelle einschließt [17, 18].

Wir ergänzen diese Gedanken von Bataille durch Berichte neurotischer Patienten [19]. Sie zeigen, in welcher Weise die sexuelle Vereinigung als existentielle Bedrohung erlebt werden kann. Da ist von der Angst die Rede zu sterben, sich zu verlieren, sich in Luft aufzulösen, zu zerschmelzen, im Weltraum zu vergehen, nicht-existent zu werden, oder auch aus diesem Zustand gesteigerten Bewußtseins niemals mehr zu erwachen. „Liebes-Todes-Angst" stellt sich also als eine Angst dar, in der geschlechtlichen Vereinigung das Schwinden der Ich-Grenzen als Tod zu erleben.

Wie solche Ängste in der sexuellen Vereinigung abgewehrt werden können, beschreibt Balint folgendermaßen: „Diese Individuen haben ... überstarke Angst vor der Erregung, vor der befriedigenden Lust selbst. Sie können nicht genießen, weil sie es nie wagen. Sie entwickeln deshalb allerlei Finessen, um sich aus der Hingabe an das Genießen aufzurütteln, um sich aus der Selbstvergessenheit schnell wieder zur Besinnung zu bringen."

Erikson hat sich unter dem Stichwort „Identitätskonfusion" mit jenen Adoleszenzkrisen näher beschäftigt, die unter stürmischen Erscheinungen dann auftreten, wenn der Jugendliche „intimacy" oder eine echte Liebesbeziehung herzustellen versucht, ohne seiner Identität sicher zu sein: „True engagement with others is the result and the test of firm self-delineation." Wo solche Selbstabgrenzung noch nicht möglich ist, kann Freundschaft und Liebe nicht gelingen, weil interpersonelle Verschmelzung dann zu einer Bedrohung der im Jugendalter eben erst gewonnenen Identität führt. Eine Voraussetzung für reife Liebesbeziehungen besteht in der „capacity to be alone along with another person". Diese Fähigkeit kann nach Winnicott nur erreicht werden, wenn sich in der Kindheit bei Überwindung der Trennungsangst eine entsprechende Beziehung zur Mutter entwickelt hat. Die Es-Beziehung der triebhaften Vereinigung vermag das Individuum nur zu stärken und es in seiner Identität nicht zu bedrohen, wenn es sich auf verläßliche Früherfahrungen im Umgang mit der Mutter als dem ersten Anderen zu stützen vermag.

Neben dem Erleben von Liebes-Todes-Angst können sich im „Von-Sinnen-Sein" der sexuellen Vereinigung aber auch Empfindungen einstellen, die der *mystischen Ekstase* nahestehen. Da ist die Rede von einem Gefühl des „sailing off in the unknown", als lebten sie in einer anderen Welt [20], wie im Himmel, von einer beglückenden Verschmelzung zu einer wunderbaren, ihrem übrigen Dasein fremden Einheit. Hierher gehört auch der Bericht eines Patienten von Spiegel: „A feeling overpowered me, took me over as if I didn't exist. I have never been aware of this feeling before. I was taken away from myself and placed somewhere else." Und schließlich Amiel, nach einem Traum von einer Frauengestalt: „Die erhabene einzige, alles überwindende Liebe führt unmittelbar an den Rand des großen Abgrunds; denn sie spricht von Grenzenlosem und Ewigkeit" [21].

Es mag vorschnell erscheinen, aus dem Werk Batailles und anhand weniger persönlicher Berichte eine Aussage darüber zu wagen, welche Phänomene im Bereich des Erotischen zu nennen sind, die auf die viel zitierte Beziehung zwischen Liebe und Tod verweisen. Wenn in der Sprache der Liebenden vom Vergehen, vom Stillstehen des Herzens, vom Sterben und Außer-sich-Geraten die Rede ist, so sind diese Formulierungen offenbar Metaphern für nicht konkret beschreibbare Erlebnisweisen. Die Erschütterung, ja der Verlust der Ich-Identität, die Auflösung der Ich-Grenzen und der Stillstand der Zeit sind *die* charakteristischen, sich in typischer Weise wiederholenden Elemente des Außer-sich-Seins. Sie werden bald mehr unter Angst und in dem Gefühl der Erschütterung, bald mehr als faszinierende, die Realität übersteigende und das Ichbewußtsein ausweitende Erfahrungen erlebt.

Mystik

„Das Ärgernis begann, als die Psychiatrie sich aus der Perspektive der Wissenschaft nicht ohne Plumpheit einmischte und die mystischen Zustände erklären wollte." Dieser Worte Batailles sollte man sich bewußt bleiben, wenn man das Thema unter psychologischem Aspekt aufgreift. Dabei enthält die „Verstehende Psychologie" des Psychiaters H. W. Gruhle aus dem Jahre 1956 einen erstaunlich umfassenden und unvoreingenommenen Bericht über mystische Phänomene, der eher ermutigt, sich damit erneut „einzulassen". Gruhle hebt besonders hervor, daß im mystischen Erleben die Außenwelt so gut wie ausgeschaltet ist, daß die höchste Körperlust des Sexualakts mit der Seelenlust der Ekstase in phänomenaler Hinsicht Ähnlichkeiten aufweise, daß das in vielen Berichten von Mystikern erwähnte „Licht" mehr sein müsse als nur herkömmlicher Inhalt solcher Beschreibungen. Schließlich stellt sich Gruhle auch die geläufige Frage, ob Mystiker abnorme, kranke oder krankhaft veranlagte Menschen seien. Seine Antwort ist einfach: „Wem wäre damit gedient (dies anzunehmen)? Die Beurteilung des Phänomens würde dadurch auf keine andere Basis gestellt" [22].

Wir beschäftigen uns im folgenden zunächst deskriptiv mit der Mystik und dabei vor allem mit dem, was sich am Individuum in der Versenkung vollzieht. Wir nähern uns diesem Thema auf zweierlei Weise: Wir folgen C. Albrecht in seiner Untersuchung der Mystik, wie er sie in seiner Monographie „Psychologie des mystischen Bewußtseins" und – mit einem erweiterten Ansatz – in „das mystische Erkennen" dargestellt hat. Albrecht behandelt in distanzierter und systematischer Weise dieses Thema, indem er seine Beziehungen zum religiösen Bereich weitgehend ausklammert. Das gibt seinen Untersuchungen ihren besonderen Wert. Wir verwenden zum anderen paradigmatisch Berichte über mystische Erfahrungen, wobei wir uns darum bemüht haben, Beispiele aus verschiedenen Zeiten und Glaubensrichtungen zu wählen. Diese Auswahl ist natürlich sehr begrenzt und zufällig. An diesen Beispielen wird die Frage zu prüfen sein, wieweit mystische Erlebnisse – unabhängig von ihrem historischen, speziell religionsgeschichtlichen Kontext – aus Grenzsituationen besonders dazu begabter Menschen hervorgehen und allgemein gültige Erfahrungen darstellen, welche außerhalb unserer alltäglichen Ich-Außenwelt-Beziehungen liegen.

Was sich in der Versenkung vollzieht, deren erste Schritte uns von Entspannungsübungen her methodisch vertraut sind, ist eine stufenweise Abkehr von der Außenwelt: Strebungen, Ängste, Gemütserregungen verblassen, werden, wie Albrecht sagt, kaum mehr erscheinungsfähig. Dieser Weg zu Ruhe, Gelassenheit und innerer Stille wird bald mehr mittels gedanklicher Konzentration wie im Zazen bald mehr durch eine emotional fundierte Bereitschaft für innere Wahrnehmungen gefunden. Beiden, sich nicht ausschließenden, sondern nur graduell verschiedenen, Verfahren ist gemeinsam, daß das Meditieren in seinem Ablauf meist bis in Einzelheiten festgelegt ist. Diese ritualisierte Wiederholung erleichtert den Übergang von unserer üblicherweise auf die Außenwelt gerichteten Aufmerksamkeit zur Bereitschaft für innere Wahrnehmungen. Dennoch erfolgt nach dem Überwinden der Vorbereitungsschritte der Eintritt in den Zustand der Versunkenheit nicht selten sehr unmittelbar, ja abrupt, so daß er wie eine Überwältigung erlebt wird.

Man nähert sich dem Höhepunkt mystischer Versunkenheit, wenn nicht nur Außenwelt als Realitätswahrnehmung zu existieren aufgehört hat, sondern auch das Zeiterleben zum Stillstand kommt und sich die Subjekt-Objekt-Trennung verwischt. Dazu ein Beispiel aus den Tagebüchern Amiels: „Wie ein zitternder Traum, der sich beim Morgengrauen verflüchtigt, lösen sich Vergangenheit und Gegenwart von mir los und entgleiten meinem Bewußtsein, wenn es Einkehr bei sich hält. Zu dieser Stunde fühle ich mich leer, jeder Erinnerung bar wie ein Genesender, der sich auf nichts besinnt. Es ist ein seltsamer Zustand. Alle meine Fähigkeiten entgleiten mir ... mehr noch, als ich vergessen bin, vergesse ich mich selbst."

In diesem Stadium der Versenkung wurden den großen christlichen Mystikern ihre Visionen und Offenbarungen zuteil, was als die mystische Schau, das Vernehmen des Ankommenden zu bezeichnen ist.

„Ich sehe aber diese Dinge nicht mit den äußeren Augen und höre sie nicht mit den äußeren Ohren, auch nehme ich sie nicht mit dem Gedanken meines Herzens wahr, noch durch irgendwelche Vermittlung meiner fünf Sinne. Ich sehe sie vielmehr einzig in meiner Seele, mit offenen leiblichen Augen, so daß ich dabei niemals die Bewußtlosigkeit einer Ekstase erleide, sondern wachend schaue ich dies, bei Tag und Nacht." – „Das Licht, das ich schaue, ist nicht an den Raum gebunden. Es ist viel, viel lichter als eine Wolke, die die Sonne in sich trägt ..." (Brief der hl. Hildegard von Bingen an Wibert von Gembloux).

Zuletzt erreicht die mystische Versunkenheit einen Zustand, den man als Erlöschen des Ich bezeichnen kann, wozu im christlichen Bereich die mystische Vereinigung mit Gott gehört. „Das Ich-Erlebnis endet, da das Ich in einem ‚Nichts' ... erloschen ist", wie Albrecht formuliert. Dies ist nun jene Zone, die für unsere Frage nach der Mystik als Grenzbereich des Lebens von größter Wichtigkeit ist. Mehrere Beispiele sollen das verdeutlichen.

Zuerst Albrechts eigene Erfahrungen: „Dieses Ich, das in seiner zusammengefaßten, denkenden, urteilenden, bestimmenden Wesenheit mir vorkommt wie etwas, das mich zurückhält vom Eingang in das Urgründige ... Es hat ja Angst um sich ... Sein Untergang ist der Untergang des Bewußtseins, ist das Vergehen des Wissens – um das Rinnen der Zeit" (1974).

„Und wenn dann noch genug Kraft bleibt, sich immer weiter zu zwingen und das Denken noch weiter herauszuziehen, dann wird sich das Innen im Außen kundgeben und durch die Macht der reinen Imagination die Gestalt eines polierten Spiegels annehmen ... Dabei sieht man dann, daß sein Innerstes außerhalb des Selbst ist." (Aus der kabbalistischen

Mystik „Die Tore der Gerechtigkeit" von einem Schüler von Abulafia um 1295, nach Scholem).

„Ich weiß mich selber nicht mehr, weder dem Geist noch der Seele nach" (Hildegard von Bingen: sci vias).

„... denn diese (Abgeschiedenheit) geht hinaus auf Vernichtung des Selbst. Nun streift Abgeschiedenheit so nahe an das Nichts, daß es zwischen vollkommener Abgeschiedenheit und dem Nichts keinen Unterschied gibt" (Meister Eckehart).

Hier ist also eine totale Veränderung im Erleben und Befinden eingetreten, für die es fast nur bildhafte Umschreibungen gibt – Umschreibungen oder aber sehr allgemeine Begriffe wie „zeitlose Leere", „Abgeschiedenheit", „Tod", „Nichts".

So sagt etwa Seuse: „Und da gelangt der (menschliche) Geist zum Nichts der Einheit. Diese Einheit heißt darum Nichts, weil der Menschengeist keinen der Endlichkeit angehörigen Ausdruck finden kann, um zu sagen, was es sei."

Wir haben hier ein ganz ähnliches semantisches Problem vor uns, wie wir es schon bei dem Phänomen der Entfremdung angetroffen haben. Es wird über Erlebnisse berichtet, die zunehmend mit den Vokabeln unserer Dingwelt und unserer alltäglichen bewußtseinsfähigen Wahrnehmungen und Gefühle offensichtlich nicht mehr adäquat bezeichnet werden können. An ihre Stelle treten daher Zustandsbeschreibungen, denen eines gemeinsam ist: die Negation von Leben, der Gegensatz zu den normalen Ich-Außenwelt-Beziehungen, welche dem Individuum dadurch bewußt werden, daß es sich in ihnen als ein handelndes, wollendes und wahrnehmendes Wesen verhält. Durch Wahrnehmen, Wollen und Handeln wird Außenwelt für uns zur Realität, der wir als Ich gegenüberstehen. In den mystischen Erfahrungen aber erlischt, wie die folgenden Beispiele vielleicht noch deutlicher machen, die Welt, die wir mit unseren Sinnen wahrnehmen und das Ich als zentraler Bezugspunkt des Erlebens von Welt. Mehr und mehr scheint ein Zustand erreicht, der in seiner totalen Andersartigkeit mit dem Tode verglichen werden kann, ja manchmal auch als Tod und Wiedergeburt bezeichnet wird.

„Wenn sie (die Raupe) in ihrer Hülle vollständig erstorben ist, gestaltet sich daraus ein kleiner weißer Schmetterling. Ähnliches vollzieht sich auch an unserer Seele, wenn sie im Gebet der Vereinigung der Welt ganz abgestorben ist. Ich rede die Wahrheit, wenn ich sage, daß die Seele sich selber nicht mehr kennt" (Hl. Therese von Avila).

„Wer die Welt verlassen hat, um dieser Bahn zu folgen, findet den Tod und nach dem Tod die Unsterblichkeit ... Ich bin ausgewischt worden, ich bin verschwunden, nichts ist von mir geblieben" (Farid-Ed. Din-Attâr, islamischer Mystiker, geb. um 1120 nach Buber).

„Und all dies wird dir begegnen, nachdem du die Tafel und das Schreibrohr fortgeworfen hast oder sie dir infolge der Intensität deines Denkens von selbst entfallen sind. Und wisse, je stärker bei dir der intellektuelle Influxus von oben her werden wird, desto schwächer werden deine äußeren und inneren Glieder werden. Dein ganzer Körper wird in ein überaus starkes Zittern verfallen, so daß du schon denkst, daß du jedenfalls sterben wirst, weil deine Seele sich wegen des Übermaßes ihrer Freude über ihre Erkenntnis von deinem Körper trennen wird. Und sei in diesem Moment bereit, den Tod bewußt zu wählen" (Abulafia, kabbalistische Mystik nach Scholem).

Hier sind der Verlust des Erlebens von Ich und Welt, die Entrückung der Seele wie des Körpers unmittelbar zum Ausdruck gebracht. Es ist von Ausgelöschtsein, Untergang des Bewußtseins oder Tod die Rede, so daß es nicht überrascht, wenn man diese Phänomene auch als „mystischen Tod" bezeichnet hat [23]. Wir fügen noch zwei letzte Beispiele hinzu, wobei das erste mehr den körperlichen Zustand der Versenkung in seiner Nähe zum Tode beschreibt, das zweite die Vereinigung mit Gott als Tod bezeichnet.

„Als er wieder zu sich kam, da war ihm ganz zumute wie einem Menschen, der von einer anderen Welt gekommen ist. Dem Leib geschah von dem kurzen Augenblick so weh, daß er glaubte, keinem Menschen könne, außer im Tode, in so kurzer Frist gleich weh geschehen" (Seuse).

„Zur Frage aber, wie sie (die Seele) ihr eigenes Wesen verlieren soll, da ist folgendes zu erwägen. Es ist ein Satz der Meister: alle Dinge, die Gott gemacht hat, sind in so herrlichen Stand gesetzt, daß keines zu wollen vermag, es wäre nicht. Und nun soll die Seele abstehen von dem, was sie ist: der *Tod* also wird hiermit dem Geiste abverlangt. Um aber diesen Tod an sich zu vollziehen, muß die Seele abstehen von sich und allen Dingen: sie darf von sich und der Welt so wenig behalten, wie da sie nicht war" (Meister Eckehart).

Es gibt zu der Frage des Verhältnisses zwischen mystischem Erleben und Todesvorstellungen noch eine interessante *naturvolkliche* Beobachtung. Nach Eliade enthalten schamanische Initiationszeremonien fast überall das Todes- und Auferstehungsritual mit dem ekstatischen Erlebnis der Zerstückelung und der Erneuerung der Organe. Eine, bei den Eskimos vorkommende, als Initiation gemeinte Meditationsübung zielt darauf, sich selbst als *Skelett* zu sehen. Eliade deutet diese Wahrnehmung des eigenen Skeletts in der Ekstase, welche auch von den indo-tibetischen Mönchen bekannt ist, nicht nur als Heraustreten aus der Zeit und als Vorwegnahme des physischen Todes, sondern zugleich als Rückkehr zur letzten Quelle animalischen Lebens. Den indo-tibetischen Asketen wird die Ekstase zur Möglichkeit, den Kreislauf der Wiedergeburt zu verlassen, um „im Unbedingten", dessen Symbol das nirvâna ist, heimisch zu werden. Hier ist auch daran zu erinnern, daß im tantrischen Buddhismus und Lamaismus

Friedhöfe und Schädelstätten zur Meditation bevorzugt wurden.

Meditation und Mystik des Ostens: Der weite und wichtige Bereich fernöstlicher Mystik, aus der Gegenwart vor allem der Zen-Buddhismus, wurde hier ausgeklammert; denn die mangelnde Vertrautheit des westlichen Menschen mit dem religiösen Umfeld, etwa des Buddhismus oder der bhakti, hat immer wieder dazu geführt, daß auch in Übersetzungen mit eingehenden terminologischen Erläuterungen die meisten Fragen nach dem sich in der Meditation vollziehenden innerseelischen Prozeß weitgehend offen bleiben. Dabei ist es an sich nicht zweifelhaft, daß etwa die tibetische oder chinesische Mystik psychologisch die gleichen Merkmale aufweist wie die westliche; denn die übereinstimmende Bedeutung von meditativer Konzentration, Askese und Innenschau für die verschiedenen Stufen der Versenkung ist evident.

Das folgende Beispiel aus „die rotgestreifte Höhle" von Laotse und seinen Schülern (6. und 5. Jahrhundert v. Chr.) ist dafür ein guter Beleg: „Wenn das Sehen vergessen ist, wird das Licht unendlich rein. Wenn das Hören vernichtet ist, sammelt sich das Herz auf die ewigen Tiefen. Wenn die Sinne des Wahrnehmens aufgehoben sind, wird der Mensch fähig, sich von allen Reizen der Welt loszuschließen, rein, offen und vollständig, in vollkommener Einung mit dem All, weit, schrankenlos, wie ein belebender Lufthauch, keinen Scheidungen des Menschentums unterthan" (Nach Buber).

Im Hinblick auf das vorausgehende Kapitel über Erotik wäre auch eine Einbeziehung des *Tantrismus* in unsere Erörterungen vielversprechend; denn hier wie im indischen Yoga geht es um die Vereinigung des Gegensatzes von realer Welt und der Welt des Transzendenten oder Göttlichen, welche auch den Übergang von sexueller Vereinigung in geistige Ekstase und damit die Überwindung des männlichen und weiblichen Prinzips (im „erotischen Symbolismus") einschließt.

Auch hier zeigt sich, daß die Verbindung der Gegensätze auf jeder Ebene Überschreiten der phänomenalen Welt bedeutet und Dualitätserfahrung nicht mehr zuläßt. Zur Tantra gehört die „graveyard sexual meditation", die Wahl der Friedhöfe als Stätten der Meditation mit ritualisierten sexuellen Beziehungen inmitten der Leichen [24]. Trotz dieser einzigartigen Verflechtungen zwischen Erotik, Mystik und Tod scheint es uns aus den genannten Gründen unvermeidlich, auf eine Interpretation zu verzichten.

Vor ähnliche Schwierigkeiten des Verstehens stellt uns das Studium des Zen-Buddhismus, weshalb auch Albrecht darauf verzichtet hat, ihn in seinen Überlegungen zu berücksichtigen. Obwohl die Voraussetzungen mystischer Erfahrung wie Konzentration, Askese, Erleuchtung als Weg zur Einheit von Ich und Nicht-Ich unübersehbar sind, verhindert der „antilogische" Umgang mit der Sprache für den Außenstehenden eine wirkliche Auseinandersetzung. Besonders überraschend scheint dabei, daß die Meister und Philosophen des Zen jede Beziehung zur Ekstase verneinen. So heißt es etwa, Zazen führe zur Erleuchtung, diese zur Schau des Eins-Seins, das aber nicht angenehme Erinnerung sondern allgegenwärtige Wirklichkeit bleiben muß, die unser Alltagsleben gestaltet (Kaplan).

Drogen-induzierte ekstatische Erlebnisse: Die durch halluzinogene Substanzen hervorgerufenen Bewußtseinsveränderungen führen nicht selten zu intensiven religiösen, in sogenannten Spitzenerlebnissen auch zu kosmisch-mystischen Erfahrungen. Diese Tatsache hat besonders in den USA große Aufmerksamkeit erregt. Wie sich unter experimentellen Bedingungen, aber auch zu psychotherapeutischen Zwecken nachweisen ließ, kommt es zu Gefühlen von überströmendem Glück, von Freude und seligem Frieden; auch Verschmelzungserlebnisse, Veränderungen des Zeiterlebens und überdauernde, sehr lebhafte Erinnerung an die in der „toxischen Ekstase" gemachten Erfahrungen können hinzutreten.

Es gibt also deutliche Gemeinsamkeiten mit den von uns eben berichteten Erfahrungen der Mystiker. Trotzdem gewinnt man beim Lesen vieler derartiger Selbstschilderungen den Eindruck, daß unter Drogeneinwirkung Erlebnisqualitäten der Leere, des Nichts oder der Abgeschiedenheit selten sind, vielmehr die *Fülle* der Eindrücke einer sich ständig wandelnden illusionären Außenerfahrung und äußerst intensive Gefühlszustände typisch sind (Josuttis und Leuner).

Abschließende Betrachtung: Unsere Beispiele westlicher Mystik aus den verschiedensten Ländern und Zeiten verdeutlichen eine erstaunliche Ähnlichkeit in ihren Erlebnisqualitäten, während die Bedeutung der vorgegebenen religiösen Überzeugungen weitgehend zurücktritt. Mit der angestrebten Abkehr von der Außenwelt, mit dem Stillstehen der Zeit, dem Verwischen der Grenzen zwischen Ich und Nicht-Ich und schließlich mit der Auflösung des Ichbewußtseins vollzieht sich eine Grenzüberschreitung, die als Eintritt in eine andere, dem Lebenden sonst nicht zugängliche Seinsform verstanden und als Negation von Leben erfahren wird. Wir erinnern uns an Plutarch: „Im Augenblick des Todes erlebt die Seele das gleiche wie die in die großen Mysterien Eingeweihten" [25].

Unter dem Aspekt antizipatorischer Todesvorstellungen läßt der Vorgang der Versenkung an die Darstellung denken, welche Eliade vom Schamanismus als einer archaischen Ekstasetechnik gegeben hat: „Die Schamanen müssen wie die Abgeschiedenen im Laufe ihrer Unterweltsreise eine Brücke überschreiten ... Es handelt sich um einen mythologischen Komplex mit folgenden Hauptelementen: in illo tempore, zur Paradieszeit der Menschheit verband eine Brücke die Erde mit dem Himmel und man kam ohne Hindernis von einem Ende zum anderen, weil es den Tod nicht gab; als aber die leichten Verbindungen zwischen Erde und Himmel unterbrochen waren, überschritt man die Brücke nur noch im ‚Geist', das heißt im Tode oder in der Ekstase."

Mystische Erfahrungen sind offensichtlich kulturunabhängig; sie liegen als – nur ausnahmsweise realisierbare – Möglichkeiten im Menschen bereit. Albrecht unternimmt es, der Angst (als existentiale Grundbefindlichkeit im Heideggerschen Sinne) die – mystisches Erleben charakterisierende – Ruhe gegenüberzustellen: „Wenn sich überhaupt neben der Angst eine zweite Grundbefindlichkeit ontologisch gleichrangig auffinden läßt, so kann das nur das Phänomen der Ruhe sein", wie sie in der Versunkenheit angetroffen wird. Diese Feststellung ist für unsere Frage nach der Antizipation des Todes im mystischen Erleben bedeutsam. Hier wird im System der Fundamentalontologie der *Angst* die *Ruhe* gegenübergestellt. Wenn sich, wie wir noch zeigen werden, hinter der alltäglichen Angst des Menschen häufig Todesangst verbirgt, so schließt mystisches Erleben für den Menschen die Möglichkeit ein, die Grenzen des Daseins wenigstens temporär zu überschreiten und Tod ohne Angst zu antizipieren. „Vor dem Tode aber fürchten sie sich so wenig, daß er ihnen vielmehr als eine süße Versuchung erscheint", heißt es bei *Therese von Avila*. Denkbar wird also Mystik als ein anderer Zugang zum Tode.

Entfremdung, Erotik, Mystik als Antizipationen des Todes

Sie beschreiben den Zustand der *Entfremdung* als Verlust der Lebendigkeit im Erleben von Ich und Welt. Sie sagen, sie seien wie gelähmt, erstarrt oder betäubt. Sie vergleichen ihr Befinden mit Schlaf, Traum oder Tod. Sie empfinden ihr Leben nicht mehr als Teilhabe an der Welt, als In-der-Welt-Sein, sondern als eine Existenz außerhalb, abgeschieden von der Welt. In der Regel hat sich diese Veränderung plötzlich vollzogen, übergangslos ist ihnen die Evidenz, die selbstverständliche Gewißheit, zu leben, verloren gegangen. Sie grübeln, wie dies geschehen konnte, und sie plagen sich mit Fragen, was Leben überhaupt ist, wie man auf die Welt kommt.

Dieses psychopathologische Phänomen der Entfremdung, welches bei den verschiedensten psychischen Erkrankungen und unter Extrembedingungen vorübergehend auftritt, wird als eine elementare Veränderung erlebt und als Ich- und Realitätsverlust beschrieben. Es tritt als Grenzannäherung des Daseins in Erscheinung, als Analogon zum Tod. Dabei ist es ein Leidenszustand, der dem Individuum ohne sein Zutun widerfährt und durch eigene Anstrengung nicht beseitigt werden kann.

Angst und ein ekstatisches Glücksgefühl, beide Empfindungen können sich in Höhepunkten *erotischen* Erlebens einstellen. Die liebende Vereinigung bedeutet Herausgelöstsein aus der Zeit, Verweilen im Jetzt ohne Vergangenheit und Zukunft, bedeutet Verschmelzung mit dem anderen und kann zu Identitätsverlust mit Auflösung der Ichgrenzen, auch der des Körper-Ich, führen. So begegnen wir hier nebeneinander der Angst, sich zu verlieren, nicht wieder zu erwachen, sich selbst zu vergessen, zu sterben und andererseits der beglükkenden Erfahrung, Einsamkeit und Alltäglichkeit hinter sich gelassen zu haben, zeitlos am Rande des Abgrundes zu verweilen oder im Urgrund geborgen zu sein. Die liebende Vereinigung als Vollendung personalen Seins und die selbstvergessene Ausschweifung, la petite mort, beide Formen der Erotik sind ein liebendes Sich-aneinander-Verlieren. In ihm vollzieht sich ein Außer-sich-Geraten und Von-Sinnen-Sein bis in die Nähe des Todes. Vielleicht hängt diese Todesnähe auch damit zusammen, daß der flüchtige Charakter der sexuellen Begegnung und ihrer momenthaften Zeitlosigkeit in besonderem Maße auf die Vergänglichkeit und die Nichtumkehrbarkeit des Lebensweges verweist.

Schrittweise Abkehr von der Außenwelt, Einkehr innerer Ruhe und Gelassenheit sind die in der Meditation durchlaufenen ersten Stufen zu *mystischen* Erfahrungen. Es folgen der Stillstand der Zeit, das Verwischen der Subjekt-Objekt-Trennung, die Selbstvergessenheit. In diesem Zustand wird das Individuum zur mystischen Schau befähigt und gerät zunehmend in die Sphäre der Versunkenheit. Die mystische Vereinigung, in der wie in der Erotik Kontinuität an die Stelle der Diskontinuität des Individuums tritt, setzt vollkommene Abgeschiedenheit voraus [26]. Das Erlöschen des Ich, seine Auflösung bis zum möglichen Eintritt des mystischen Todes sind die letzten Stufen mystischer Versunkenheit. In diesem Sinne, wie van der Loeuw sagt, bedeutet Mystik einen Versuch der Selbsterlösung durch Selbstvernichtung.

Wie auch die hier zusammengestellten Berichte deutlich machen, sind mystische Erlebnisse kultur- und zeitunabhängig, zeigen vielmehr eine auffallende Gleichförmigkeit in den Erlebnisweisen, in der Abfolge der Stufen der Versenkung und in der Wahl der Metaphern und der Begriffe, das Außergewöhnliche, das man erfahren hat, zum Ausdruck zu bringen.

Bevor wir daran gehen, die Erlebnisweisen in der Entfremdung, Erotik und Mystik einer vergleichenden Analyse zu unterziehen, sei noch ein literarisches Beispiel angeführt. Der Text macht deutlich, daß ekstatische Zustände vorstellbar sind, bei welchen eine Differenzierung zwischen Erotik, Entfremdung oder Mystik phänomenal keine Bedeutung mehr besitzt.

„So sehr sie seit Wochen jeder Tag darauf vorbereitet hatte, fürchteten sie in dieser Sekunde den Verstand verloren zu haben. Aber es war alles klar in ihnen. Keine Vision. Eher eine übermäßige Klarheit. Und doch schienen sie nicht nur den Verstand, sondern alle ihre Vermögen verloren und abgelegt zu haben; es regte sich kein Gedanke in ihnen, sie konnten keinen Vorsatz fassen, alle Worte waren weithin zurückgewichen, der Wille leblos, alles was sich im Menschen bewegt, war reglos eingerollt wie Blätter in glühender Windstille. Aber es lastete diese todähnliche Ohnmacht nicht auf ihnen, sondern das war, als ob sich eine Grabplatte von ihnen weggewälzt hätte. Was sich hören ließ in der Nacht, schluchzte ohne Laut und Maß, was sie anblickten, war formlos und weiselos und hatte doch aller Formen und Weisen freudenreiche Lust in sich. Es war eigentlich wundersam einfach: Mit den begrenzenden Kräften hatten sich alle Grenzen verloren, und da sie keinerlei Scheidung mehr spürten, weder in sich noch von den Dingen, waren sie eins geworden" (Musil: „Der Mann ohne Eigenschaften" aus dem Kapitel: Die Reise in's Paradies).

Eine vergleichende Betrachtung: In der Entfremdung wird die Abgeschiedenheit von der Welt als Verlust von Lebendigkeit erfahren und oft auch als Negation von Leben begriffen: die Einstellung zur Realität, das Zeitbewußtsein, die Ich-Identität sind verändert. Was der Entfremdung aber fehlt, ist die *Entgrenzung des Ich,* welche sich in der Erotik als Überwindung der Diskontinuität individuellen Menschseins, in der Mystik als mystische Vereinigung vollzieht. Woran der Mensch im Zustand der Entfremdung leidet, ist seine lähmende Isolierung von der Realität. So verweilt er in der Entfremdung nicht bei dem anderen, dem Ankommenden, sondern bei seinem (unvollkommenen) Erleben. Im Zustand mystischen Erlebens dagegen wird die in der Entfremdung fragwürdig gewordene Realität von Ich und Welt, welche fremd und fern erscheinen, überschritten. Der Erlebende läßt die Realität ganz hinter sich und findet dabei zugleich Zugang zu allem anderen, das ihm als Eines entgegenkommt.

Für die Entgrenzung des Ich, das Sich-Öffnen im Außer-sich-Sein erotischer und mystischer Erlebnisse finden sich folgende Bezeichnungen: Ich bin mir genommen worden, ich weiß mich selber nicht mehr, mein Ich ist erloschen, der Tod wird meinem Geiste abverlangt. Kierkegaard drückt das so aus: „Der Gedanke an das Ewige wird zum Beschäftigungsspiel der Phantasie, und die Stimmung ist ständig die: träume ich, oder ist es die Ewigkeit, die von mir träumt." – Wer derartiger Erfahrungen teilhaftig wird, antizipiert damit Tod. Im Gegensatz zum Sterben als Zeitigung des Daseins ist unser Verhältnis zum Tode zeitlos; zu allen mystischen Erfahrungen, die als Antizipationen des Todes verstanden werden können, gehört daher der Stillstand der Zeit. Bei der „Durchforstung des antizipierenden Bewußtseins" spricht Bloch von Augenblicken des Staunens, einer letzten Betroffenheit, der antizipierten Stille, durch die man dem Tode „mit sonderbarer Gewißheit entgegengehen" kann.

Maßgeblich für die Zusammengehörigkeit der Phänomene als Stufen eines einheitlichen Vorgangs scheint uns auch das Folgende: Entfremdung ist immer eine *Als-ob-Erfahrung*. Die Störungen in bezug auf die Außenwelt, das Ich und die Zeitstruktur tragen stets den Charakter des Als-ob, der Widersprüchlichkeit. In der Erotik ist dies, wie unsere Beispiele belegen, zumeist auch noch der Fall, während mystisches Erleben – von einer Stufe der Versenkung zur anderen – mehr und mehr diesen Als-ob-Charakter verliert und damit zum uneingeschränkten Für-wahr-Nehmen des „Ankommenden" in der Wesensschau gelangt. – Aus den Studien Kimuras über das Wesen der Entfremdung läßt sich folgendes auf den Zustand der mystischen Versenkung übertragen: Der Mensch „kann in der Wahrnehmungs- und Vorstellungswelt sein eigenes Ich nicht finden. Dieses Verschwinden der Ichqualität – das bedeutet zugleich auch das Verschwinden der Realität, denn Realität stellt nichts anderes als die in der Gegenstandswelt ausgedrückte innere Bewegung des Ich dar ...".

Es ist wichtig, an dieser Stelle noch hervorzuheben, daß Entfremdung, Erotik und Mystik nicht die einzigen Möglichkeiten der Grenzüberschreitung sind; solche Erfahrungen können sich auch dann einstellen, wenn „ein fast Nebensächliches plötzlich beeindruckt, als wäre darin ein erster Blick des Daß" (Bloch). Solches kann auch im Traum auftauchen, wie in dem folgenden Beispiel, das den Träumer, dem meditative Erfahrungen vollkommen fremd waren, sonderbar berührte:

„Vor einigen Monaten hatte ich einen Traum, an den ich mich immer noch so klar erinnere, als hätte ich ihn in der letzten Nacht erlebt: Ich sah ein riesiges Auge vor mir, seine mandelförmige Gestalt nahm den ganzen Horizont ein. Ein offenes Auge von besonders schöner Form, überstrahlt von einem Licht, wie ich es sonst nicht kenne. Ich ging in das Auge hinein, ohne irgendwelche Gefühle zu verspüren, weder Furcht noch Freude, Neugier oder Trauer, aber mit einem sicheren Wissen: Es ist das. – Ich meine, indem ich das so formuliere, ich habe nie eine Vorstellung davon gehabt, daß ‚Es' so aussieht. Nachdenken und Fragen haben mir nicht geholfen zu erkennen, was ‚Es' ist, am ehesten vielleicht etwas wie Unendlichkeit."

Am Ende von Batailles „der heilige Eros" und von Albrechts Buch „das mystische Erkennen" findet sich im Abschließen der eigenen Gedanken eine seltsame Parallele:

Bataille: „Die Sprache ist keineswegs verschwunden. Wäre der Gipfel zugänglich, wenn die Rede den Zugang nicht erschlossen hätte? Aber die Sprache, die ihn beschrieb, hat im entscheidenden Augenblick keinen Sinn mehr, wenn die Überschreitung selbst, als Bewegung, an die Stelle der diskursiven Darstellung der Überschreitung tritt, wenn ein äußerster Augenblick die aufeinanderfolgenden Erscheinungen ablöst: in diesem Augenblick tiefer Stille – in diesem Todes-Augenblick – offenbart sich die Einheit des Seins in der Intensität der Erfahrungen, und in dieser Intensität löst sich die Wahrheit vom Leben und seinen Objekten los."

Albrecht: Der philosophische Umgang mit der Mystik, „seine Richtigkeit, seine Vorurteilslosigkeit, seine Sorgsamkeit, seine Zugehörigkeit zur Wahrheit werden zu Elementen seiner Reinigung. Und am Ende des mystischen Weges des Denkens steht der Auftrag, in seine eigene Selbstvernichtung einzugehen, zu enden und zu schweigen."

Es stellt sich hier aber noch ein grundsätzliches Problem: Ist es nicht ein Widerspruch, in den Grenzsituationen des Daseins Antizipationen des Todes zu sehen und zugleich die Unfähigkeit des Individuums, sich den eigenen Tod zu vergegenwärtigen, zu unterstellen?

Die Unvorstellbarkeit des persönlichen Todes oder, wie man dies auch bezeichnet, die Widersprüchlichkeit der Todeserfahrung, das „Sich-nicht-weg-denken-Können", bezieht sich auf mein Verhältnis zur Welt. In der Tat ist Welt mir nur durch das Medium meiner Existenz gegeben. Mit der Unmöglichkeit, den eigenen Tod zu vergegenwärtigen, ist gemeint, daß das Individuum seine Erfahrung von Welt von seiner Existenz nicht zu abstrahieren vermag. Wenn ich nicht mehr bin, ist auch Welt mir nicht mehr gegeben. Ich vermag das Aufhören meiner Existenz nicht vorauszuerleben, in der Phantasie vorwegzunehmen, wie sich für mich die Welt, solange ich bin, nicht fortdenken läßt (s. S. 17 u. [9]).

Die Grenzsituationen des Daseins, welche in Entfremdung, Erotik und Mystik erfahren werden, liegen aber abseits der

„Welthaftigkeit" meines Ich, sie betreffen die Ich-Welt-Beziehung der menschlichen Existenz gerade nicht. In ihnen wird nicht mein einmaliger Tod als Individuum antizipiert, sondern es werden, wie Landsberg sich ausdrückt, *dem Tod analoge Zustände* erlebt. Dabei sind diese Erfahrungen wiederholbar und, wie wir betont haben, überindividuell. Wir begegnen ihnen zwar nur bei einzelnen Menschen, aber sie ereignen sich unabhängig von der jeweiligen Kultur und Zeit. Die Widersprüchlichkeit der Todeserfahrung dagegen ist auf die historische Einmaligkeit eines Individuums bezogen; die Möglichkeit, Tod zu antizipieren, ist ein dem Menschen generell gegebenes Vermögen und bedeutet, sich Tod, nicht aber meinen eigenen Tod, zu vergegenwärtigen. Entfremdung, Erotik und Mystik sind also allgemein menschliche potentielle Erfahrungsbereiche, sich (in der Entfremdung) vom Leben abgeschieden zu fühlen, (in der Liebe) die Begrenzung der Ichhaftigkeit zu überwinden, (in der zeitlosen Ruhe mystischer Erlebnisse) über das Leben als Weltbezug hinauszugelangen. Was in der Ich-Entgrenzung mystischer Versunkenheit als Gott oder als das Ankommende erfahren wird, ist nicht Welt im Sinne individuellen, zeit- und raumgebundenen Erlebens. Es läßt sich am ehesten als ein ganzheitliches Anderes beschreiben. Es ist nicht Welt, an der ich als Individuum teilhabe, die ich erlebe.

Narzißmus und Vergänglichkeit

„Die Fähigkeit des Menschen, die Endlichkeit seiner Existenz zu sehen, und im Einklang mit dieser schmerzlichen Entdeckung zu handeln, ist vielleicht seine größte psychische Errungenschaft."
Kohut

Den Grenzsituationen menschlicher Erfahrungen, wie wir sie im vorgehenden als Entfremdungserlebnisse, aus der Erotik und Mystik beschrieben haben, begegnen wir auch in der neueren psychoanalytischen Literatur als *Phänomene narzißtischen Erlebens.*

Wie Argelander und Balint hervorgehoben haben, gibt es (meist flüchtige) Zustände einer Transformation narzißtischen Für-sich-Seins, in der die Welt als ein Ganzes, als erweitertes Selbst narzißtisch erfahren wird. Aus einer in sich ruhenden Ichhaftigkeit entwickelt sich – die Grenzen des Individuums überschreitend – eine neue Beziehung zur Welt, welche dabei nicht als die Summe von Einzelobjekten, sondern als ein unstrukturiertes, elementares Ganzes geschaut und wahrgenommen wird. Das Entscheidende dieser Erlebnisse ist also die Abwesenheit eines konkreten Gegenüber als Objekt, aber auch zugleich die Aufhebung der eigenen Körperlichkeit und des Zeiterlebens. In diesen Zuständen des sog. kosmischen Narzißmus wird die Welt frei von Disharmonie erlebt. Das Individuum vermag im Medium der objektlosen Weiten die Welt zu schauen und wird schließlich fähig zu einem ungeteilten Verstehen von Welt, zu einer harmonischen Vereinigung, ja Verschmelzung mit der Welt [27]. Dieser Zustand entspricht der Mutter-Kind-Beziehung im primären Narzißmus der frühesten Lebensphase, welcher mit den Gefühlen der Geborgenheit und des Wohlbehagens verbunden ist. Das grandiose Element, welches dem primären Narzißmus eigen ist, wird wieder bedeutungsvoll, wenn an die Stelle der Eigenweltlichkeit die Bereitschaft zum „Sich-Verlieren" an das Umfassende tritt. Die unmittelbare Parallele solcher schöpferischen Grenzerfahrungen mit den aus Erotik und Mystik mitgeteilten Erlebnisweisen bedarf keiner näheren Begründung.

Bemerkenswerterweise erwähnt die moderne Narzißmuslehre aber in diesem Zusammenhang auch den Zustand der Entfremdung. Er tritt dann in Erscheinung, wenn in Katastrophensituationen eine übermäßige Objektbesetzung vorliegt, so daß das Ich nur noch defensiv – in einer Art Regression – seine Libido von den Objekten zurückzieht. Entfremdung als Rückzug aus einer unerträglichen Realität hat also schützende Funktion, bedeutet aber zugleich, daß das Ich sich wie gelähmt und betäubt fühlt. Zu den Formen des Narzißmus werden aber auch besondere menschliche Fähigkeiten dauerhafter Natur gerechnet, bei denen nicht wie in der Entfremdung das Ich eingeengt und unfrei zurückbleibt, sondern zu einer Angst-freien, gelassenen Teilnahme an der Welt befähigt ist. Kohut und Balint nennen in diesem Zusammenhang die schöpferische Arbeit, die religiöse Ekstase, die Liebe, den Humor, die Weisheit, die Empathie und die Fähigkeit, die Begrenztheit des eigenen Wesens wahrzunehmen. Wir wollen hier nur die letzte der sich aus den archaischen Formen des Narzißmus entwickelnden Befähigungen näher betrachten: *Die Einstellung zur Endlichkeit.*

In seiner Arbeit „zur Einführung des Narzißmus" betonte Freud, daß der „heikelste Punkt des narzißtischen Systems die von der Realität hart bedrängte Unsterblichkeit des Ich" darstellt. So gesehen bedeutet das Faktum, daß das Selbst endlich in der Zeit ist, eine narzißtische Kränkung, wie dies in der Psychoanalyse schon immer von der Vergänglichkeit (liebender) Objektbeziehungen betont worden ist, oder von der Erfahrung, etwas nicht aktiv gemeistert, sondern nur passiv ertragen zu haben. Wenn Allmachtsphantasien aus dem frühkindlichen Narzißmus wirksam bleiben, können Alter und Tod nicht Bestandteil individueller Identität werden, bleibt die Endlichkeit des Menschen „tödliche Kränkung". Gelingt dem Menschen aber die Entwicklung zu einer höheren Form des Narzißmus, so schließt das das Akzeptieren der Endlichkeit, aber auch konkreter das Ertragen des bevorstehenden Endes ein. Diese, die Individualität übersteigende, Teilnahme an der Welt unter Verzicht auf narzißtische Illusionen stellt die höchste autonome Leistung der reifen Persönlichkeit dar.

Die knappe Wiedergabe der gegenwärtigen Überlegungen zum Narzißmusproblem soll erkennen lassen, daß die Einbeziehung von nicht an das Über-Ich gebundenen *Werthaltungen und Ich-Idealen* als „Errungenschaften" der Persönlichkeit, aber auch das Ernstnehmen der Endlichkeitsproblematik ein ganz neues Element in die psychoanalytische Theorie eingebracht hat, wobei hier sicher noch viele theoretisch bedeutsame Fragen offen sind. Für unsere Überlegungen ist das Dargestellte von großer Bedeutung; denn damit entfällt die auf Freud zurückgehende Weigerung der Psychoanalyse, die Einstellung zu Sterben und Tod und zur Vergänglichkeit des Menschen als Aufgaben zu sehen, welche im Prozeß der Individuation verfehlt und damit zur Ursache von Neurosen werden können. Wichtig ist ferner, daß auch hier bei der Auseinandersetzung mit dem Problem der Endlichkeit die Beziehung zu Phänomenen herausgestellt wird, die das Individuum in Grenzsituationen des Daseins zu erleben vermag.

Im Rückblick stellt sich dabei die Frage: Ist es gerade die narzißtische Komponente der Persönlichkeitsstruktur mit ihrer Befähigung, sich von bedrängenden und unbeständigen Objektbeziehungen zu distanzieren, welche den Menschen in die Lage versetzt, die Begrenztheit des Lebens zu akzeptieren?

Das Sterben des anderen

Trauern ist jener Vorgang, mit dem wir Abschied nehmen von dem Verstorbenen, durch den wir die Trennung von einem geliebten Menschen uns erträglich machen und – mit Abschluß der Trauerarbeit – schließlich überwinden. Trauern ist *nicht* in erster Linie ein Gedenken des Toten, sondern Hingabe an den Schmerz des Verlassenseins, wir trauern um den Verlust, der *uns* durch den Tod eines Nahestehenden betroffen hat. Ein amerikanischer Arzt schreibt in „More than booty", einem Erinnerungsbuch an seine verstorbene Frau: „Since we know nothing of death except that it comes to all, it is not reasonable to be sad for the person who has died. The sorrow that once I felt for myself, in my loss, now has been transformed to a rich memory of a woman I loved and the ways we travelled through the world together." Das schildert die Selbstbezogenheit der Trauer und die Weise, wie im Trauern der Kummer des Verlassenseins, der mich erfüllt, überwunden wird.

Es gibt in diesem Zusammenhang wichtige Beobachtungen aus der Erfahrung im Umgang mit unheilbar kranken Kindern und ihren Eltern: Die Trauer beginnt bei den Eltern schon dann, wenn ihnen der Arzt die ungünstige Prognose der Erkrankung ihres Kindes mitgeteilt hat. Manchmal kann es geschehen, daß diese, wie man es direkt bezeichnet, antizipatorische Trauer bereits abgeschlossen ist, bevor das Kind gestorben ist. Man kann das etwa daran bemerken, daß die Eltern zwar fortfahren, zum Besuch in die Klinik zu kommen, sich aber auf der Station anderen Kindern zuwenden. Sie haben nun begonnen, oft unter heftigen Schuldgefühlen, auf den Tod ihres Kindes zu warten.

Aber auch der Zustand des Sterbenden selbst ist in der Phase der Depression durch Trauer gekennzeichnet. Kübler-Ross sagt von diesem Trauern, es diene dem „Sich-Lösen" aus den bisherigen Bindungen an Menschen und Dinge und damit der Vorbereitung des Sterbens. Man geht heute manchmal so weit, das Sterben überhaupt mit Trauern gleichzusetzen: So wird das Sterben nur als ein Abbruch mitmenschlicher Beziehungen verstanden. Man meint darüber hinaus annehmen zu dürfen, daß der Sterbende und die Überlebenden den *gleichen* seelischen Prozeß des Trauerns durchmachen. Man übersieht dabei – und das scheint uns für den gegenwärtigen Umgang mit Sterben und Tod bezeichnend –, daß auf den Sterbenden noch anderes zukommt: Der Verlust seiner Welt. Diese seine Welt aber ist mehr als die Summe seiner mitmenschlichen Beziehungen. Was sich im Sterben vollzieht, ist vor allem das Ende der auf die Welt gerichteten vita activa, des Wahrnehmens, Teilnehmens und des durch eigenes Tun Mitgestaltens seines Lebensraums. Worum es dabei geht, läßt sich anschaulich aus der Schilderung eines hypochondrischen Patienten entnehmen, für den neben seinen auf den eigenen Körper gerichteten Befürchtungen der Gedanke an das Lebensende auch diesen Akzent hatte: „Daß man nichts mehr erkennen kann, daß man von allem nichts mehr mitkriegt, daß man alles verliert." Das entspricht etwa dem, was Müller-Suur mit der Formulierung meint: Im Sterben verliert das Ich sich aus der Zeit. Weil das, was sich im Trauern vollzieht, nicht mit dem Sterben verglichen werden kann, indem die mitmenschliche Trennung nur ein Element jenes „Nicht-mehr-teilhaben-Könnens" an der Welt darstellt, ist Trauer auch nicht Vorwegnahme, Antizipation von Sterben. „Ziel" der Trauer ist, wie wir gesehen haben, die durch Idealisierung des Verstorbenen und zugleich durch Lösung der Bindungen an ihn sich vollziehende Rückgewinnung der Orientierung an der neuen Realität.

Das läßt sich am deutlichsten an *abnormen Trauerreaktionen* erkennen. In ihnen gelingt der Abschluß der Trauerarbeit, ja

Trauern im eigentlichen Sinne überhaupt nicht, weil die Hinterbliebenen den Tod, das endgültige „Nicht-mehr-Sein" des Verstorbenen nicht akzeptieren können. Oft unter Zuhilfenahme archaisch-primitiver Jenseitsvorstellungen suchen sie der endgültigen Trennung von dem Verstorbenen auszuweichen. Der eine Vorgang beim Trauern, die Glorifizierung des Toten nimmt dabei oft ganz extreme, irrationale Ausmaße an, aber – vielleicht gerade deswegen – zu dem Ablösungsvorgang, dem Herstellen der inneren Distanz, der die Überlebenden bedürfen, sind sie nicht in der Lage. So kommt es zu einem Stillstand ihrer eigenen Entwicklung. Wie im Zimmer des Verstorbenen alles seinen Platz behalten muß, als wohne er noch dort, so meinen sie zu spüren, daß der Tote immer noch um sie sei, mit ihnen Zwiesprache hält.

Eine ältere Frau hat ihren krebskranken 30jährigen Sohn in seiner letzten Lebenswoche im Krankenhaus nicht mehr besucht; denn der Kranke hatte zum Vater gesagt, er könne den Besuch seiner Mutter nicht mehr ertragen, weil sie so traurig sei. Sie konnte sich dann auch nicht entschließen, den Toten noch einmal zu sehen, als man aus dem Krankenhaus anrief, er sei gestorben. Seitdem kommt sie darüber nicht hinweg. Sie meint, der Sohn könne als Toter keine Ruhe finden, seine Seele irre umher, weil sie als Mutter seinem Sterben nicht beigewohnt habe. Am Familiengespräch mit dem Mann und den anderen Kindern beteiligt sie sich vor allem dadurch, daß sie bemerkt, was er, der Verstorbene, jetzt dazu sagen, wie er über diese oder jene Frage urteilen würde.

Ein 50jähriger Geschäftsmann verglich seinen bei einem Unfall umgekommenen jüngsten Sohn mit dem „kleinen Prinzen" von Saint Exupéry. Neben seinem Bild in der Klinik stand immer eine rote Rose; für den Umzug in ein anderes Haus war vorgesehen, daß es auch dort ein Zimmer für den Sohn geben müsse, in dem alle Gegenstände unverändert wie beim Tage seines Todes wieder ihren Platz finden sollten. Auf seinen Berufsreisen im Auto war der Sohn in Gedanken immer mit ihm, er spürte ihn neben sich.

Das bekannteste Beispiel einer Trauerreaktion betrifft *Friedrich Rückert,* der nach dem frühen Tod zweier seiner Kinder über 400 Kindertotenlieder geschrieben hat. Noch 30 Jahre danach hat er neue Lieder hinzugefügt und keines zu seinen Lebzeiten – er starb mit 78 Jahren – veröffentlichen lassen. Bekannt geworden sind diese Lieder einer nicht enden wollenden Totenklage vor allem durch die Vertonung von Gustav Mahler. Aus einer Studie von Gerlach geht hervor, daß sich Rückerts Mittel des dichterischen Ausdrucks – Wiederholung und Tausch – mit seinen Kindertotenliedern nicht gewandelt hatten. Die Formprinzipien seiner Gedichte, ihr artifizieller Zauber, stimmten nun nicht mehr. „Die Wiederholung wurde zur sinnlosen Wiederkehr, die Vertauschung zur Verwirrung, der beglückende Doppelsinn zu tragischem Hintersinn" [28]. Das 48. Lied ist dafür ein eindrucksvolles Beispiel:

> Oft denk' ich, sie sind nur ausgegangen,
> Bald werden sie wieder nach Haus gelangen,
> Der Tag ist schön, o sei nicht bang',
> Sie machen nur einen weitern Gang.
> Jawohl, sie sind nur ausgegangen,
> Und werden jetzt nach Haus gelangen,
> O sei nicht bang, der Tag ist schön,
> Sie machen den Gang zu jenen Höhn.
> Sie sind uns nur voraus gegangen
> Und werden nicht hier nach Haus verlangen!
> Wir holen sie ein auf jenen Höhn
> Im Sonnenschein, der Tag ist schön.

Was hier vorliegt – eine abnorme Trauerreaktion –, geht nicht nur aus der Zahl der Gedichte über dieses Thema hervor. Das Leid, das Rückert widerfuhr, hatte ihn außerstande gesetzt, den Stil seiner Poesie seinem Erleben entsprechend umzuformen und ihm damit adäquaten, schöpferischen Ausdruck zu verleihen. Die Lähmung der lebensgeschichtlichen Entwicklung, wie sie für solche Trauerreaktionen charakteristisch ist, läßt sich an Rückerts Werk vor und nach dem Tod seiner Kinder deutlich ausmachen.

Das Besondere des Trauerns solcher Eltern besteht darin, daß ihre Kinder „für sie" „eigentlich" nicht gestorben sind. Sie verleugnen die Realität, das Endgültige des Geschehens, das sie getroffen hat. Sie scheinen weiter mit dem Kinde zu leben oder doch jederzeit mit seiner Rückkehr zu rechnen. Die – manchmal fast erotische Züge annehmende – Bindung an das verstorbene Kind läßt nicht nur die eigene Lebensentwicklung erstarren, sie verwandelt auch das Familiengefüge, vor allem die Beziehung zum Ehepartner.

Vom Sterben des anderen kann man nicht reden, ohne zu differenzieren zwischen dem Tod von Nahestehenden und der Nachricht vom Tode eines Unbekannten.

Trauern kann ich nur um den, dem ich mich persönlich verbunden fühlte. Er fehlt mir jetzt, sein Fernsein beklage ich, er wurde mir entrissen. Schuldgefühle, etwas versäumt zu haben, aber auch die Bedeutung der Erinnerung an ihn als Vermächtnis, als Aufgabe, die nach seinem Tod durch seinen Tod entstanden ist, gehören zu den Kennzeichen der Trauer um einen Nahestehenden.

Ganz anders ist die seelische Reaktion, welche auf den Tod eines mir kaum oder gar nicht Bekannten erfolgt. Um einen Unbekannten kann man nicht trauern. Die Erfahrung seines Todes löst nicht Trauer, sondern Erschrecken über einen solchen, immer möglichen, Schicksalsschlag aus; diese Erfahrung behält etwas Sinnloses, weil die Betroffenheit durch den Tod des Fremden sich letztlich gar nicht auf ihn, den Verstorbenen, bezieht. Gerade in der Anonymität wird die Nachricht vom Tode eines anderen zum „memento mori". Im Trauern um einen Nahestehenden verliert sein Sterben, auch wenn es unerwartet erfolgte, rasch das Kennzeichen des unpersönlichen Geschehens, des Jedermann-Todes [29].

Es ist hier noch von einer anderen Art des Trauerns zu berichten: *das Trauern um einen Vermißten* oder, wie man früher vor allem bei Seefahrern zu sagen pflegte, um einen Verschollenen. Für den II. Weltkrieg wird ihre Zahl allein auf deutscher Seite auf 1,2 Millionen Soldaten und 200 000 Zivilpersonen geschätzt, deren Angehörige bis heute über ihr Schicksal keine Gewißheit erhalten haben, zumal noch jetzt von einzelnen Heimkehrern berichtet wird. Bemerkenswert ist dabei auch, daß es über die Gruppe der Vermißten *keine zeitgeschichtliche* Untersuchung gibt. Durch die Befragung von Ehefrauen, Kindern und Geschwistern wurde zu erfassen versucht, wie sich Trauerarbeit um einen Vermißten vollzieht und welche seelischen Vorgänge die Bewältigung solcher Ungewißheit ermöglichen (Meyer).

Durch die äußeren Bedingungen des Krieges, vor allem des Kriegsendes, fehlten die sozialen Vorbedingungen des Trauerns. Die Nachricht, der Betreffende sei von einem Einsatz nicht zur Truppe zurückgekehrt, erreichte die Angehörigen meist auf der Flucht oder unter anderen, sehr bedrängenden äußeren Umständen; sie ließen ein Trauern – vergleichbar der normalen Trauerzeit – nicht zu. Von den *Ehefrauen* und den Kindern war übereinstimmend zu erfahren, daß die materielle Not damals alle Kraft beanspruchte. So entwickelte sich eine enge, oft bis heute als sehr positiv erlebte Bindung der Kinder an ihre Mutter. Sie sah in der Fürsorge für die Kinder ihre eigentliche Lebensaufgabe, während die Gedanken an den Vermißten durch ein langsam verblassendes, oszillierendes Schwanken zwischen Hoffnung und Resignation charakterisiert war: „Es war eine besonders schöne und schwere Aufgabe, Vater und Mutter zu sein. Daß es mit den Söhnen (keine Tochter) so gut ging, kam wohl hauptsächlich daher, daß ich alles mit ihnen zusammen erlebt habe. Die Kinder fragten kaum nach ihm. Die Kinderlähmung des ältesten Sohnes war für mich schwerer als das Schicksal meines Mannes. Es war ganz gut, daß es so allmählich ging" (Pf). Die Ungewißheit konnte aber auch als besonders belastend erlebt werden: „Der Mann meiner Schwester ist gefallen, die wußte und weinte. Ich habe jahrelang immer gehofft. Dieses Hoffen ist furchtbar. Ich habe Jahre des Lebens verloren" (G). Das war bei den *Eltern,* die nicht mehr befragt werden konnten, wohl die bleibende Einstellung. Aus einem Brief: „Ob es wirklich wahr ist, daß er noch lebt? Von überall höre ich etwas, aber wenn ich nachfrage, dann hat es jeder nur vom anderen gehört, und keiner weiß es genauer" (Mo).

Anders bei den *Kindern:* Das Bild des Vaters wurde glorifiziert, was wir bei den Ehefrauen nicht beobachtet haben, und die Hoffnung auf seine Rückkehr besteht fort: Frau M, jetzt 57 Jahre alt, steht noch heute manchmal am Fenster und denkt, wenn jetzt der Vater käme. „Ich stelle mir vor, wie ich ihm entgegenlaufen würde. Ich rede mir selber vor, es kann nicht sein, aber glauben tue ich es nicht." Die Kinder suchen nach ihm in der Gegend, wo er zuletzt gewesen sein soll. Dieses Suchen erinnert manchmal an das Verhalten von Adoptivkindern, die im Jugendalter alle Anstrengungen unternehmen, ihre leiblichen Eltern kennenzulernen.

Die fehlende Glorifizierung bei der Ehefrau und die fortdauernde enge Beziehung zu den Kindern lassen vermuten, daß hier doch Trauerarbeit geleistet wurde, allerdings in besonderer Weise. Die Ehefrau hatte ihren Mann schon vorher als ständig bedroht erlebt. Vergleichbar der Sorge um einen Sterbenden (s. S. 55), kam es mit der Mitteilung von seinem Vermißtsein zu *antizipatorischer Trauer* als einem hier durch keine Todesnachricht zeitlich begrenzten Prozeß. Man kann auch sagen: Was vorweggenommen wurde, war nicht der Tod, sondern die – endgültige – Trennung.

Das Trauern um einen Vermißten erweist sich damit als Gegenstück zur abnormen Trauerreaktion, in der der Tod des geliebten Kindes nicht wirklich akzeptiert, die Lösung von dem Verstorbenen nicht vollzogen werden kann. Der Stillstand der eigenen Lebensentwicklung ist, wie wir gesehen haben, die Folge. Mit der schwindenden Hoffnung auf die Rückkehr des Vermißten entsteht antizipatorisches Trauern. Vielleicht durch das Ausbleiben der Todesgewißheit kommt es nicht zu einer – die Ablösung erschwerenden – Glorifizierung des Vermißten. Der Kampf gegen die materielle Not, die unabweisliche Fürsorge für die Kinder wird zur neuen Lebensaufgabe. – Es ist noch anzumerken, daß in der Fachliteratur ausschließlich die Situation jener Frauen behandelt wird, die glaubten, Witwen zu sein, und die zu ihrem doch noch zurückkehrenden Mann keine echte Beziehung mehr herzustellen vermochten.

Der Suizid

I can destroy the life of my body.
Can I destroy myself?
R. Niebuhr

Bevor von den Menschen die Rede sein wird, welche an Furcht und Angst vor Sterben und Tod leiden, soll das Thema der Selbsttötung erörtert werden; denn schon im ersten Nachdenken darüber stellt sich die Vermutung ein, daß der Entschluß zum Suizid nicht ausschließlich von der Lebensverneinung abhängt. Vorstellungen, Befürchtungen und Hoffnungen in bezug auf Sterben und Tod (individuelle und solche der öffentlichen Meinung) gehen in die Entscheidung gegen die Fortdauer der eigenen Existenz mit ein: „Ich habe keine Angst vor dem Sterben, es soll nur schnell gehen, ruckzuck. Dann schlafe ich für immer, nicht nur 10 000 Jahre, dann habe ich meine Ruhe. Man kommt ja nie wieder auf die Welt, nie wieder."

Suizidalität ist eine häufige Erscheinung (etwa so viele Menschen sterben heute durch Suizid wie durch einen Verkehrsunfall) und zeigt ganz unterschiedliche Entstehungsbedingungen, welche jeweils aus der Beziehung zwischen Persönlichkeit und aktueller Befindlichkeit hervorgehen. Wie wir zeigen wollen, lassen sich dennoch, wenn auch mit vielfachen Überschneidungen, 2 Suizidtypen charakterisieren, die sich durch ihre Einstellung zu Sterben und Tod unterscheiden, aber auch durch andere Faktoren wie etwa den Entscheidungsprozeß. Gemeinsam ist beiden Suizidformen, daß das Leben seinen Wert verloren zu haben scheint und als sinnlos, leer oder abgeschlossen erlebt wird. Das ist nach Müller-Suur dann der Fall, wenn die Beurteilung des Zusammenhanges zwischen individueller Selbstverwirklichung und mitmenschlich-sozialer Wirklichkeit negativ ausfällt; dabei können die eigene Existenz positiv und die soziale Wirklichkeit negativ oder auch umgekehrt beurteilt werden oder Ich *und* Umwelt verfallen gleichermaßen einer negativen Bewertung.

Betrachten wir von dieser grundsätzlichen Position aus die Situationen, welche man bei Suizidanten antrifft, so finden wir auf der einen Seite suizidale Handlungen, die nach ihrer Ausgangskonstellation und Entwicklung einen deutlichen *Appell*charakter haben: die suizidale Handlung ist zugleich als Mitteilung der Not und des zornigen Kummers an die Umwelt, als Rache an ihren Mitmenschen zu verstehen. Dem stehen jene suizidalen Handlungen gegenüber, welche dem *Bilanz*suizid zuzurechnen sind: die Entscheidung gegen die Fortsetzung des Lebens beruht auf einem Abwägen der Lebenswerte angesichts der Einbahnigkeit des Lebensweges. Damit ist gemeint, daß der Entschluß zum Suizid hier im Bewußtsein der Endgültigkeit des Hand-an-sich-Legens erfolgt. Nur wo diese Bedingung erfüllt ist, wo die Entscheidung gegen das Weiterleben mit der vollen Einsicht in die Irreversibilität des Sterbens einhergeht, können wir von einem Bilanzsuizid sprechen. Das unterscheidet ihn vom Typus des Appellsuizids, bei dem zwar das Leben als unerträglich und hoffnungslos empfunden wird, die Endgültigkeit von Sterben und Tod in die Entscheidung aber nicht *bewußt* eingeht. Was für Laien und Ärzte den Charakter der Unernsthaftigkeit und Willkürlichkeit eines Suizids abgibt, beruht oft auf folgender Überlegung: Wenn der Betreffende wirklich sterben wollte, warum hat er sich dann „sub specie aeternitatis" noch Gedanken über diese oder jene an sich bedeutungslose Angelegenheit gemacht? Eigentlich wollen diese Menschen noch, ja erst leben. Sie möchten mit der suizidalen Handlung auch oder gar in erster Linie die „erreichen", von denen sie sich verlassen fühlen. Darum ist beim Appellsuizid die Barriere, der Schrecken des Sterbens, nicht geringer geworden, wohl aber hat die Verzweiflung ihnen den Mut verliehen, sie zu durchbrechen.

Der folgende Abschiedsbrief eines 22jährigen läßt dieses „Eigentlich-erst-leben-Wollen" klar erkennen. Er tötete sich nach einer an sich geringfügigen Zurückweisung durch ein Mädchen: „... ich warte auf etwas schon lange Zeit und weiß nicht auf was, irgendetwas mache ich falsch, ich kann es nicht einrichten, vielleicht kenne ich meine Möglichkeiten nicht... Ich weiß weder ein noch aus, man nimmt sich irgendetwas vor für's Leben, ich habe mir sogar sehr viel vorgenommen, aber was ich jetzt mache, kommt mir unwichtig vor. Wenn das so weitergeht und das ganze Leben ist, dann bin ich alt und wofür bin ich dann alt. Da wird es doch wohl am besten sein, man wartet nicht mehr darauf, was das Leben bringt, sondern bringt sich selbst den Tod... Da wird nichts anderes übrig bleiben als zu resignieren, ich muß irgendetwas machen ... ich habe nie einen getroffen, der mir ähnlich war, der für meine Problematik Verständnis gehabt hätte, jetzt muß irgendetwas geschehen, ich muß irgendetwas machen" (Ringel).

Den Mut der Verzweiflung angesichts des Sterbens lassen auch die Worte dieses 15jährigen erkennen: „Ich habe Angst vor dem Sterben, aber dies ist besser, als für alle Zeiten als Versager abgestempelt zu werden. Ich hoffe, daß ich wenigstens auf diesem letzten Ausweg das Ziel nicht verfehlen werde. Ich lebe gern, doch ein des Lebens unwürdiges Dasein ist nicht lebenswert" (Bron).

Die Barriere des Sterbens erscheint beim Bilanzsuizid dadurch weniger mächtig und furchterregend, weil die Entscheidung zur Selbsttötung ganz als eine *letzte*, freiwillige und notwendige Entscheidung erlebt wird. So bedeutet Sterben beim Bilanzsuizid nicht mehr als das allen Menschen gewisse Ende und erregt darum weniger Furcht. Aus diesem Grunde wiegt beim Bilanzsuizid als Freitod die Sterbensfurcht gering.

Die Gegenüberstellung von Appell- und Bilanzsuizid bedarf noch der Ergänzung durch eine Erläuterung des *zeitlichen*

Aspekts. Der Entschluß zur Selbsttötung erfolgt beim Appellsuizid, wenn die gegenwärtige Misere des Lebens und seine Aussichtslosigkeit mehr akut, mehr nach Art einer – alle Anpassungsmechanismen überrennenden – Katastrophe erlebt wird, die Not sich übermächtig und unausweichlich auftürmt. Beim Bilanzsuizid fällt die Entscheidung angesichts der Leere und Sinnlosigkeit des Daseins am Ende eines langen Prozesses des Abwägens.

Es bleibt noch zu prüfen, wie sich Appell- und Bilanzsuizid zum Tod verhalten. Beim Appellsuizid, wie er für junge Menschen charakteristisch ist, hat trotz der Verzweiflung am Leben der Tod seinen unheimlichen Charakter nicht verloren. Der Umgang mit dem Tod erfolgt daher entweder in Form von glorifizierenden Todesphantasien oder der Tod wird als „Nichts" gewissermaßen zu annullieren versucht. Im Bilanzsuizid, wenn die Schrecken des nahen Sterbens gering erscheinen, läßt sich die Einstellung zum Tod nur am Leben, am Jetzt als dem schon „Gewordenen" des (bisherigen) Lebens messen – als dessen Aufhebung. Angesichts eines sinnlos gewordenen oder/und als abgeschlossen erlebten Lebens kann es auch keine Todesangst geben.

Die Tagebucheintragungen, welche Ringel von einem Kranken mitgeteilt hat, der sich in einer Melancholie mit 68 Jahren tötete, veranschaulichen die unmittelbaren Beziehungen zwischen seinem tief veränderten Lebens- und Selbstwertgefühl und seiner Einstellung zum Tode. Sie deuten auch an, daß das Sterben seine Schrecken verloren hat.

„Es existieren immer weniger Menschen für mich, mein Raum und mein Lebenskreis werden immer enger, ich führe ein Routineleben, wie eine denkende Maschine, aber das Wort ‚denkende' ist falsch. Es ist ein Sterben bei lebendigem Leibe, ich kann dem Leben nichts mehr bieten und ich habe auch nichts mehr von ihm zu erwarten. Alle Freuden, die dem Menschen gegeben sind, die geistig-künstlerischen Freuden, ja selbst die sexuellen Freuden sind im Schwinden begriffen, weil ich das alles nicht mehr so erleben kann wie früher. Früher meinte ich, ein Großer werden zu können, jetzt werde ich immer kleiner. Ich wollte als ‚Unsterblicher' sterben, jetzt bin ich nur mehr sterblich, von Tag zu Tag mehr."

Die Suizid-Erfahrungen der Psychiatrie

Vorbemerkung: Für unsere Fragestellung war es notwendig, die beiden Typen des Suizids mit der pauschalen Bezeichnung des *Appell-* und des *Bilanz*suizids einander gegenüberzustellen. Wir sind uns dabei aber der Tatsache bewußt, daß diese polare Etikettierung der klinischen Wirklichkeit nicht entspricht. Der Bilanzsuizid im strengen Sinne ist nach psychiatrischer Erfahrung ein äußerst seltenes Vorkommnis; trotzdem meinen wir, daß der hier als *Typus* so bezeichnete Suizid, weitgehend unabhängig von Art und Grad der psychischen Dekompensation, bei einer ganzen Gruppe von Suizidenten in mehr oder minder deutlicher Ausprägung anzutreffen ist. Für den Appellsuizid ist das sicher weniger kontrovers. Neben diesen beiden Typen der Selbsttötung und von ihnen nach Motivation und Ablauf zu unterscheiden, gibt es gelegentlich autoaggressive Kurzschlußhandlungen, bei denen der Suizid eine Art planlose Flucht darstellt. Es sei hier noch hinzugefügt, daß die geläufigen Bezeichnungen „ernsthaft" und „nicht ernsthaft" für die *klinische* Beurteilung weitgehend untauglich und, wenn sie unsere therapeutische Einstellung bestimmen, falsch sind.

Geht man von der der depressiven Erkrankung zugrunde liegenden seelischen Veränderung aus, die v. Gebsattel als „Werdenshemmung", als „Existenz im Leeren" bezeichnet hat, so wird man auch den typischen Suizid in der endogenen Depression zum Bilanzsuizid rechnen. Selbst wenn der Kranke schon mehrere depressive Phasen durchgemacht hatte und wieder gesund geworden ist, vermag er sich in einer neuerlichen Depression oft nicht vorzustellen, daß er aus diesem Zustand noch einmal herausgeraten und sein Dasein wieder als sinnvoll erleben wird. Erwägt er in einem solchen Zustand Suizid, so ist die Entscheidung in seinem aktuellen Erleben ein echtes Bilanzieren, auch wenn diese Bilanz durch seine Schwermut verfälscht ist. Der Bilanzsuizid alter Menschen erfolgt nach allgemeiner Auffassung oft in einer solchen endogenen Depression. Es kommen im Alter aber auch Suizidhandlungen reaktiver Natur vor, z. B. nach Verlust des Ehepartners, wenn alle auf die letzte Lebensphase bezogenen Pläne und Hoffnungen davon ausgingen, sie gemeinsam zu erleben. Diese Suizide entsprechen dann weitgehend dem Bilanzsuizid üblicher Terminologie.

Bemerkenswert ist schließlich die hohe Suizidalität bei Entfremdungsdepressionen, in denen die „Existenz im Leeren" als Entfremdung unmittelbar erfahren wird: Das Leben ist eigentlich schon versiegt, so daß es keinen Grund gibt, daran festzuhalten und den Tod zu fürchten. Solche Patienten wirken meist gar nicht besonders depressiv, eine stille Apathie entspricht ihrer „Abgeschiedenheit von der Welt". Daraus erklärt sich auch, warum die Suizidalität gerade dieser Kranken so häufig unterschätzt wird.

Das Vollbild des Appellsuizids ist beim Suizidversuch *Jugendlicher* anzutreffen. Wieweit die Tatsache, daß die Mehrzahl der jugendlichen Suizidhandlungen nicht letal ausgeht, mit dem „Eigentlich-doch-leben-Wollen" zusammenhängt, wird man offenlassen müssen. Sicher spielt dabei auch eine Rolle, daß wir es hier in der Ausführung oft mit kaum vorgeplanten Suizidhandlungen zu tun haben, so daß sie aus diesem Grund seltener tödlich ausgehen. Noch deutlicher als die Zunahme des Suizids im Alter zeigt die Statistik eine Häufung des Suizidversuchs in der späten Adoleszenz und im frühen Erwachsenenalter. Die Perspektiven dieser Lebensphase sind bestimmt durch die Diskrepanz zwischen hohen Idealen und den Schwierigkeiten ihrer Verwirklichung, zwischen Verselbständigungsstreben und Geborgenheitswünschen, zwischen Glücksgefühl in Freundschaft und Liebe und Weltschmerz, wie man bezeichnenderweise das umfassende Wesen solcher Trauer nennt, dem Verlassensein, das „todtraurig" macht. So ist es unschwer zu begreifen, warum in dieser Lebensphase die Voraussetzungen für eine suizidale Handlung oft gegeben sind.

In der Psychopathologie des Suizids sind zwei psychische Störungen von besonderem Interesse – die eine aus vorwiegend praktischen Gründen, weil Suizidversuche und Suizide hier häufig sind; die andere aus theoretischen Erwägungen, weil es bei dieser Störung niemals zu suizidalen Handlungen kommt, obwohl sie als schwere, das Leben in jeder Hinsicht einengende Behinderung erlebt wird: die Sucht und der Zwang.

Viele *Süchtige* unternehmen Suizidversuche, die dem Typus des Appellsuizids entsprechen. Geringfügige Anlässe können bei ihnen suizidale Handlungen auslösen, wobei die Droge oder der Alkohol meist auch als „Basismittel" für die Durchführung der Selbsttötung gewählt wird. Damit erlischt die Furcht vor dem Sterben in der Euphorie der Droge oder des Rausches. Es kommt aber noch ein anderer Gesichtspunkt hinzu, der uns später in der Einstellung des Süchtigen zur Endlichkeit noch einmal beschäftigen wird: Man spricht vom Rausch (wie von der sexuellen Vereinigung) auch vom „kleinen Tod". Daher stellt sich die Frage: Ist der Süchtige – durch die beliebige Wiederholbarkeit des kleinen Todes im Rausch – eher bereit, die Endgültigkeit des Todes zu verleugnen?

Die Suizidhemmung des *Zwangskranken* läßt sich von zwei Elementen her erklären, die zum Wesen des Zwanges und der zwanghaften Persönlichkeit gehören. Das eine ist der „elementare" Perfektionsdrang, der sich nicht nur auf Einzelheiten, sondern auch auf den ganzen Lebensweg bezieht. Wir kennen Suizidgrübeleien solcher Patienten, die die Möglichkeit, der Krankheit so zu entfliehen, ausschlossen, weil der Blick auf ihr Leben ihnen dessen Fehlerhaftigkeit und Unabgeschlossenheit bedrückend vor Augen führte und – daneben – weil auch nur ein in seiner Ausführung perfekter Tod wirklich einen Abschluß des Lebens für sie bedeuten könnte. Das andere Element der Suizidhemmung liegt in der Einstellung zur Außenwelt, die bei diesen Kranken zur Vermeidung von Fehlern und Gefahren aller Art durch ständige Wachsamkeit gekennzeichnet ist. Das aber bedeutet eine ganz intensive „Verklammerung" mit der Welt, die Suizid als ein „Aus-dem-Felde-Gehen" nicht zuläßt. Die Bemerkung eines früher sehr aktiven 70jährigen Mannes über seine eben überstandene Depression, „ich hätte in jeder Minute mit meinem Tode fertig werden können", ist für einen Zwangskranken undenkbar – nicht zuletzt auch durch seine Schwierigkeit, eine Entscheidung zu treffen. Wo Sterben als natürliches Ende des Lebens kaum vorstellbar erscheint, kann es nicht zu Suizidalität kommen; nur in suizidalen und homizidalen Zwangsimpulsen, die wie alle Zwänge als unsinnig oder übertrieben erlebt werden, verrät sich die innere Auseinandersetzung mit dem leben oder sterben Wollen. – Wie Sucht und Zwang für das Suizidproblem in ihrer Gegensätzlichkeit relevant sind, so sind sie es für die Frage nach der Einstellung zu dem – dem Dasein immanenten – Tode. Gerade bei diesen beiden Neuroseformen zeigt sich eine durchgehende Polarität in ihrem Verhältnis zum Freitod und zu dem – auf sie zukommenden – Lebensende. Das wird in den Fragen an die Psychotherapie noch zu diskutieren sein.

Thanatophobe Neurosen

Im letzten Kapitel haben wir zwei Formen der Selbsttötung als Bilanz- und als Appellsuizid einander gegenübergestellt. Die beiden gemeinsame Entscheidung gegen die Fortsetzung des Lebens war dabei mit unterschiedlichen Einstellungen zu Sterben und Tod verbunden. Im Bilanzsuizid wird der Tod nur als Negation des Lebens gesehen. Aus der Bilanz des gelebten Lebens ergibt sich, daß das Sterben nicht mehr zu fürchten ist. Beim Appellsuizid erfolgt der Entschluß zur Tat allein aus dem Bewußtsein der Aussichtslosigkeit des gegenwärtigen Lebens, ohne daß die Schrecken des Sterbens geringer geworden wären. Dem Tod gegenüber aber vollzieht sich angesichts seiner Unbestimmbarkeit eine Glorifizierung oder Bagatellisierung. Bei der Erörterung der Suizidalität Zwangs- und Suchtkranker trat die unterschiedliche Einstellung psychisch Kranker zur Endlichkeit besonders deutlich in Erscheinung.

Diese Zusammenhänge zwischen Neurosen und Vergänglichkeitsbewußtsein des Menschen werden uns im folgenden beschäftigen, wobei wir uns darüber klar sein müssen, daß Neurosen oder psychogene Erkrankungen in ihren Entstehungsbedingungen – neben individuellen und innerfamiliären Faktoren – in großem Umfang kulturelle, zeitgeschichtliche Einflüsse erkennen lassen. Wenn wir bei den besonderen Erfahrungen in Entfremdung, Erotik und Mystik gerade auf das kulturübergreifende und überzeitliche solcher Grenzsituationen aufmerksam geworden sind und dafür Beispiele aus verschiedenen Epochen und Religionen geben konnten, so trifft das für die einfachen seelischen Reaktionen und für die Neurosen gerade nicht zu. Psychiatrie und Psychologie haben bisher nur Ansätze zu einer genaueren Analyse der Umwelteinflüsse für die Entstehung der Neurosen in verschiedenen Kulturen erarbeitet. Untersuchungen auf dem Gebiete der *transkulturellen* Psychiatrie beanspruchen größtes Interesse, sie werfen aber heute oft mehr Fragen auf, als daß sie gesicherte Ergebnisse vorweisen können. Das gilt in noch höherem Maße für die *historisch vergleichende* Psychiatrie. So können wir über das Erscheinungsbild und die Häufigkeit beispielsweise der Hysterie im späten Mittelalter oder in der Romantik nur Vermutungen anstellen – Rückschlüsse aus literarischen und historischen Quellen, deren Übertragung in die Begriffe der Psychopathologie verständlicherweise zu meist unhaltbaren Annahmen führt. Wir fragen deshalb hier nur nach der Bedeutung, welche der Einstellung des *modernen* Menschen zur Endlichkeit für die Thematik neurotischer Erkrankungen zukommt. Wir erwarten davon Einblick in Aspekte der Endlichkeitsproblematik unserer Zeit, von der das öffentliche Bewußtsein kaum weiß. Eine erste Übersicht in „Tod und Neurose" hatte ergeben, daß Sterben und Tod häufig thematisiert werden und in verschiedenen Neuroseformen als vorherrschende Symptomatik vorkommen. Dabei handelt es sich hauptsächlich um Hypochondrien, Phobien und Zwangsneurosen.

Um zu veranschaulichen, was wir unter thanatophoben – also auf Sterben oder Tod bezogenen – Neurosen verstehen, zunächst 2 Beispiele: Die 28jährige Frau R. Kr. leidet seit 10 Jahren, seit der unter heftiger Angst erlebten normalen Geburt ihres ältesten Kindes, unter Todesangst. Ihre Beschwerden erinnern zunächst an eine Herzphobie. Sie fürchtet, ohnmächtig zu werden, es ist, wie wenn man fliegt. „Ich habe eine unwahrscheinliche Angst vor dem Tod, daß man dann nicht mehr ist, daß man vermodert. Das Sterben allein ist es nicht, es ist das ‚weg sein'. Wenn ich doch den festen Glauben hätte, daß wir uns alle einmal wiedersehen in der Ewigkeit." Die Patientin trauert ihrer Jugend nach, sie wollte damals nicht erwachsen werden, Verantwortung tragen, mit Vernunft handeln müssen.

Herr H. Ne. kommt mit 35 Jahren wegen Todesangst und Angst vor Menschen, die nach seiner Meinung mehr Autoritätsangst ist, in die Klinik. „Ich habe nie gut vertragen können, wenn über Krankheit geredet wurde, ich ziehe mir zuviel an, ich neige dazu, mich in etwas hineinzusteigern. Das Herzklopfen, vor allem im Bad, macht mir Sorgen; auch beim Geschlechtsverkehr fürchte ich, mich zu überanstrengen."

Schon an diesen eher alltäglichen Beispielen läßt sich erkennen, daß mit der (diagnostischen) Feststellung, daß eine thanatophobe Neurose vorliegt, noch nichts darüber ausgesagt ist, *welche* Sorgen und Ängste den Betroffenen bewegen. In einer groben Unterscheidung freilich kann zwischen Todesangst, wie überwiegend im ersten Fall, und Sterbensfurcht, wie im zweiten Beispiel, unterschieden werden. Hinter dieser Zweiteilung verbirgt sich aber noch ein ganzes Spektrum von Befürchtungen verschiedenster Art, die – vor allem aus therapeutischen Überlegungen – der Differenzierung bedürfen.

Die Furcht vor dem Sterben betrifft die Sorge um das „*wie*" des Lebensendes: Sterben in großer Hilflosigkeit, bei vollem Bewußtsein, unter qualvollen Schmerzen, entstellt, fern von der Familie. Was den Menschen hier bedrücken kann, zeigt etwa die folgende Aussage: „Ich habe eine panische Angst vor dem Sterben. Ich möchte nicht dabei sein, wenn es passiert. Ich möchte tot sein, ohne sterben zu müssen. Ich möchte so lange leben, wie es geht, 150 Jahre und dann weg sein."

Ein weiterer Aspekt der Sterbensfurcht ist Sterben als *allein* Sterben – für viele Menschen eine ganz zentrale Frage. Dabei spielt hier das Lebensalter bzw. die Persönlichkeitsreife eine entscheidende Rolle: Für den älteren und alten Menschen steht das allein Sterben, das seul mourir, stellvertretend für die Trennung von den Mitmenschen, den Verlust der Nächsten, das allein Gelassen-werden, das allein in eine unbekannte, unausdenkbare Situation Geraten. „It is not the actual dying but the sadness of loosing."

Ganz anders bei Jugendlichen und manchen jungen, noch unreifen, unselbständigen Erwachsenen. Für sie ist die Not des allein Sterbens in erster Linie Trennungsangst, Furcht vor der endgültigen Trennung von den Eltern.

Das 17jährige Mädchen leidet seit 2 Jahren an der Angst zu sterben, später auch an der Angst, vor Angst zu sterben. Als ehrgeizige Oberschülerin mit erklärtem Berufsziel ist sie fast ganz an's Haus gefesselt, weil sie nur in Gegenwart der Eltern angstfrei ist. Außer gegenüber dem Vater sucht sie die Angst mit allen Kräften zu verheimlichen. Ihm aber sagte sie: Vor einem (auch tödlichen) Unfall mit den Eltern auf der Autobahn würde sie sich weniger fürchten. Und bei einer anderen Gelegenheit: „Ich kann doch jetzt nicht sterben, ich muß doch erst nach Hause."

Hier ist Sterben insoweit beängstigend, als es *Trennung* von den Eltern bedeutet, die uns auf die Welt gebracht und uns auf dem Anfang des Lebensweges begleitet haben. Mit ihnen zusammen zu sterben, scheint ohne Schrecken, wäre vielleicht so etwas wie die Rückkehr zum ungeborenen Leben.

Der dritte Aspekt der Vergänglichkeit ist die ungewisse Stunde unseres Todes, die *hora incerta*. Auch diese Kennzeichnung ist noch zu pauschal. Zwei aneinander grenzende, aber nicht identische Befürchtungen gehören dazu.

Die eine betrifft das *Unvorhersehbare* des Zeitpunktes unseres Endes, welches in jedem Augenblick Wirklichkeit werden kann. Angesichts solcher Befürchtungen scheint der Alltag unseres Lebensweges von Gefahren umstellt. Es bleibt kein Raum für natürliche Aufgeschlossenheit dem Leben gegenüber, für ein Genießen des Jetzt, für das naive Gefühl der Geborgenheit. Die Welt trägt vielmehr die Physiognomie des

Unverläßlichen, alles Zukünftige birgt nur den Zufall, welcher unser Schicksal besiegeln kann.

Der 31jährige Patient leidet unter Ängsten aller Art: vor Unfällen beim Autofahren, vor Gewitter, vor leeren Straßen und Plätzen. Er fürchtet, angefahren und überfallen zu werden, aus einem geschlossenen Raum nicht mehr herauszukommen, das Herz könnte stillstehen. Seit seiner Kindheit besteht eine ausgeprägte Dunkelangst. „Wenn man noch so jung ist wie ich, soll man das vermeiden, das Sterben."

Im letzten Satz klingt hier schon die andere Sorge mit an: der *Fristcharakter* des Lebens. Wenn die Stunde unseres Todes ungewiß ist, dann heißt das auch, daß wir nicht wissen, wieviel Zeit uns noch bleibt. Können wir hoffen, noch etwas von unseren Zielen zu erreichen, für unsere Kinder zu sorgen, noch „etwas vom Leben zu haben"? Angesichts solcher Fragen wird die Ungewißheit der uns verbleibenden Lebenszeit zum „Maß aller Dinge". Damit aber stellt sich die Sinnfrage des Daseins als Sorge um ein unvollendetes, ungelebtes Leben. „Ich hätte so viel erreichen können. Was habe ich versäumt, wenn ich nun sterbe! Ich könnte sterben und habe niemals mit einer Frau etwas gehabt." Auch aus dieser Sorge kann eine lebensbegleitende Not werden, indem die Einsicht in die Nicht-Umkehrbarkeit der Lebensbahn, in das Unwiederbringliche des „es war" alles beherrscht.

So erleben es neurotische Menschen und man könnte hier die Behauptung aufstellen: Gesund, „normal" ist, wer es nicht als belastend empfindet, daß er lebt von einem Tag zum anderen, von Stunde zu Stunde, ohne zu wissen, ob er morgen oder in 20 Jahren sterben wird. Diese Aussage ist in dieser Form natürlich zu pauschal. Richtig ist daran aber, daß der moderne Mensch dazu offenbar auf weite Strecken durchaus in der Lage ist. Oder muß man sogar annehmen, daß der Mensch der Gegenwart *nur* in dieser Weise seine Wirklichkeit zu ertragen vermag? Die ungewisse Stunde unseres Endes und damit die offene Frage nach der Erfüllung unseres Lebens kann eine neutralisierende, Angst und Verantwortung beschwichtigende, Einstellung ermöglichen.

Der letzte Aspekt des Verhältnisses zur Endlichkeit betrifft den Tod an sich, das „Nicht-mehr-Sein". Dazu gehört seine Unbestimmbarkeit, die Ungewißheit, ob es ein „danach", in irgendeiner Form ein Weiterexistieren über das Sterben hinaus gibt. „Das Leben wird so sinnlos, wenn es den Tod gibt. Daß dann wirklich alles aus ist."

Die Sorgen um das *„danach"* bezogen sich in früheren Zeiten auf die Vorstellung vom Letzten Gericht, ob Gott dem Menschen vergeben werde. Seltsamerweise, auch für moderne Menschen scheint die Frage, ob im Tode seine Bilanz gezogen, von ihm Rechenschaft gefordert werde, nicht a priori abwegig zu sein. Das ist nur ein Eindruck; das öffentliche Bewußtsein läßt nichts davon erkennen. Zur Sprache kommt nur, ob das Dasein lebensimmanent einen prospektiven Sinn hat. Damit ist das Fortleben in unseren Kindern, in der kommenden Generation gemeint, das Fortwirken durch gute Taten, die Werküberdauer.

In welchem Umfang auch heute Gedanken über Leben und Tod und das „danach" einzelne Menschen beschäftigen, zeigt der Bericht eines 17jährigen Jungen, der in der Klinik aufgefordert worden war, seine Einfälle zu einem Foto niederzuschreiben, das einen sich in der Ferne verlierenden Waldweg darstellte: „Der Weg, der sich langsam im Hintergrund verläuft, kann ein Weg ins Ungewisse sein. Man braucht sich hier aber vor der Ungewißheit nicht zu fürchten, sie strahlt einem entgegen, sie gibt einem Hoffnung. Ich finde, dieses Landschaftsbild läßt sich als Tunnel erkennen – Zeittunnel. Die Menschen leben ihr Leben auf dem Weg, sie werden meist weiser, älter, sie kommen der strahlenden Ungewißheit näher = Gott. Die Äste werden schwächer, das bedeutet: je näher du Gott bist, um so weniger irdischen Schutz brauchst du. Nach dem Tod werden die Menschen aus dem Zeittunnel in das strahlende Ungewisse (Gott) ‚befördert' und die Unendlichkeit."

Schließlich treffen wir bei Neurotikern auf *magische Todesvorstellungen,* welche in wesentlichen Bezügen dem zu entsprechen scheinen, was für die Auffassung vom Tod in naturvolklichen Gemeinschaften typisch ist. Das Entscheidende ist dabei, daß der Tod als natürliches, biologisches Ereignis nur für das Ableben im Kindes- und im Greisenalter akzeptiert wird. Generell bedeutet der Tod einen Ausschluß aus der Gemeinschaft durch die Gemeinschaft (Hofer). Diese Vorstellung schließt daher den Gedanken an eine mögliche Wiederkehr der Toten ein. Sie zu verhindern, ist das entscheidende Prinzip aller Begräbnisriten. „Wenn wir den Toten Mund und Auge zudrücken und sie in die Stellung friedvoller Ruhe bringen, so glauben wir damit eine Pietätshandlung auszuführen; aber es gibt gute Gründe für die Annahme, daß in eben diesen Ehrfuchtsbezeugungen *für* die Toten in Resten oder in sublimierter Form Maßnahmen *gegen* die Toten nachleben, die diese darin hindern sollen, uns Schaden zu tun", heißt es in Panofskys grundlegendem Werk über die Grabplastik. Dahinter steht die Furcht, die Toten könnten das Leben der Gemeinschaft beunruhigen, verwirren, Rache nehmen an den Lebenden, welche sie durch ihren Tod ausgeschlossen haben. Man kann daraus die These ableiten, daß in naturvolklichen Gemeinschaften, aber auch in Hochkulturen bei Kindern und, wie wir sehen werden, bei manchen Neurotikern die Toten den Tod repräsentieren, daß eine begriffliche Unterscheidung zwischen Tod und Toten nicht vollzogen wird.

Das in der psychopathologischen Literatur bekannteste Beispiel ist die von Erwin Straus mitgeteilte Krankengeschichte einer zwangsneurotischen Patientin. Unerwartet starb das Kind einer Bekannten, nachdem sie aus Anlaß einer Geburtstagsfeier Blumen auf dessen Bett gelegt hatte. Von da an lösten Gegenstände oder Menschen, die mit Toten – etwa bei einem Friedhofsbesuch – in Berührung gekommen sein konnten, aber auch Bilder mit einer solchen Thematik, bei der Patientin den Zwang aus, sich zu waschen. Sie war zugleich nicht mehr in der Lage, Worte, die sich auf Sterben oder Tod bezogen, zu schreiben oder auszusprechen. So gleicht der Brief, in dem sie über ihre Nöte berichtet, einem Lückentext. – Zweierlei ist an dieser Krankengeschichte bemerkenswert: der scheinbar nur auf magische Weise erklärbare Tod des Kindes und die Kontamination zwischen Toten und Tod. Gegenstände, Worte, Bilder, welche sich auf Totes und Verwesendes beziehen, sind nicht mehr natürliche Hinweise auf die Vergänglichkeit der Kreatur, sie sind zu konkreten „Bestandteilen" des Todes geworden. Ihre Gefährlichkeit geht am deutlichsten daraus hervor, daß Waschen, z. B. nach dem Berühren von Abbildungen – als handle es sich um etwas Kontagiöses – die Todesangst lindert.

Ein 17jähriges Mädchen fürchtete sich vor dem Einschlafen, weil sie dabei zu atmen aufhören und so sterben könne. Dieses Symptom hatte sich nach dem Tode ihres Vaters eingestellt. 3 Monate danach wurde sie aber noch von einer anderen Angst befallen: sie fürchtete sich vor seiner Erscheinung, im Dunkeln sah sie den Vater „vor Augen". Wenn sie nach Hause kam, war sie in Sorge, er könne in der Küche sitzen. – Auch hier taucht der Gedanke an einen unnatürlichen, biologisch unerklärlichen Tod auf, den sie selbst erleiden könnte, im Schlaf. Der alte Gedanke vom Schlaf als Bruder des Todes spiegelt sich hier in der Angst wider, aus dem Schlaf nicht wieder zu erwachen, die Atmung könne im Schlaf zum Stillstand kommen und dadurch ihr Leben erlöschen. Aber auch der Tod des Vaters, welcher diese Befürchtungen ausgelöst hat, ist mit magischen Vorstellungen verbunden, sie fürchtet die Wiederkehr des Verstorbenen.

In den Bereich magischer Todesvorstellungen gehören auch die sog. „anniversary syndromes" [30]. Sie kommen bei Personen vor, die als Kind einen Elternteil oder ein Geschwister verloren hatten, und bei denen später der Gedanke auftaucht, im gleichen Alter, an dem gleichen Jahrestage wie diese sterben zu müssen. Die bekannte Psychoanalytikerin Marie Bonaparte hat ein solches Angstsyndrom autobiographisch beschrieben. Dahinter verbirgt sich magischer Schicksalsglaube: In unserem Leben wird sich – was wir auch tun, wie anders unser Leben auch verläuft – das Schicksal der vorausgegangenen Generation wiederholen; auch diese Sorge kann manchmal mit der Vorstellung verbunden sein, von den Toten „geholt", „abberufen" zu werden.

Unsere Beispiele für die verschiedenen, auf Sterben und Tod bezogenen Besorgnisse haben wir mit wörtlichen Zitaten aus Gesprächen mit neurotischen Patienten belegt. Dabei fiel uns im Umgang mit solchen Kranken besonders auf, daß sich der Betroffene, wenn er seine Angst vor Sterben und Tod äußerte, zumeist nicht bewußt war, was ihm dabei „eigentlich" Sorge bereitete, welcher Aspekt unserer Vergänglichkeit emotional am stärksten besetzt war. Dieses „Eigentliche" war ihm nicht bewußt oder nicht deutlich oder auch so ängstigend, daß er es nicht auszusprechen wagte. Anderen und so auch sich selbst Angst vor Sterben und Tod einzugestehen bedeutet, daß wir dem, was wir gerade aus dem Blickfeld zu schieben suchen, im Aussprechen mehr Wirklichkeit verleihen. Diese sich im Verbalisieren vollziehende Zunahme an Realität wird – nach Überwindung der anfänglichen Scheu – zugleich als Entlastung empfunden, löst im therapeutischen Gespräch manchmal viele Gedanken, Einfälle und Phantasien über dieses Thema aus.

Es gibt von Frieda Fromm-Reichmann eine erst nach ihrem Tode publizierte Schrift unter dem Titel „Loneliness". Sie beginnt mit den Worten: „I am not sure what inner forces have made me, during the last years, ponder about and struggle with the psychiatric problems of loneliness. I have found a strange fascination about it." Von Sterben und Tod ist in dieser Arbeit, die – ausgehend von Erfahrungen mit Schizophrenen – viele Aspekte der Einsamkeit behandelt, nirgends die Rede. Sterben als allein Sterben, als Herausfallen aus der Gemeinschaft der Lebenden, bleibt unerwähnt, obwohl sich Frieda Fromm-Reichmann auf Autoren wie Kierkegaard, Tillich und Buber ausdrücklich beruft.

Zu Genese und Verlauf

Bei neurotischen Menschen werden, wie wir oben gesehen haben, *alle* Aspekte im Blick auf unsere Endlichkeit vorgefunden. Die therapeutisch entscheidende Frage, die sich stellt, ist nun aber die: Sagt das Vorhandensein des *Themas* Sterben und Tod auch etwas über die Entstehung oder die Auslösung dieser Neurosen aus? Gibt es thanatophobe Neurosen in dem Sinne, daß sie Ausdruck einer verfehlten Auseinandersetzung mit der Endlichkeit des Menschen sind? Oder bedeutet ihre Thematisierung nur, daß der neurotische, d. h. in seinem seelischen Gleichgewicht gestörte, Mensch eher als der Gesunde und intensiver als der Gesunde solche auf die Grundbefindlichkeit des Menschen bezogenen Ängste erlebt?

Um zu dieser Frage Stellung nehmen zu können, ist es notwendig, den Verlauf solcher thanatophoben Neurosen zu studieren. Der erste Befund, der sich dabei ermitteln läßt, betrifft das *Vorfeld:* Es zeigte sich nämlich, daß der Manifestation solcher Neurosen sehr häufig ein „security disturbing", also verunsicherndes Ereignis vorausgeht, zumeist ein Todesfall (Skoog). Wir erfahren zwar täglich durch die Zeitung, durch Rundfunk und Fernsehen von Unglücksfällen und tödlichen Erkrankungen. Solche Mitteilungen treffen uns aber im allgemeinen nicht persönlich – vielleicht einfach deswegen, weil sie gleichzeitig mit einer Fülle neuester Informationen zugänglich werden, denen allen gemeinsam ist, daß sie Unerwartetes, oft auch Erschreckendes enthalten, ohne uns doch direkt zu betreffen. Bedrohliche Ereignisse, die länger und intensiver auf uns wirken, sind zumeist solche, bei denen wir unvorbereitet mit dem Vorgang des Sterbens konfrontiert werden.

Ein 17jähriger Lehrling war vor 1½ Jahren über den Tod seines Vaters, den er lange selbst gepflegt hatte, gut hinweggekommen. Jetzt war unerwartet und plötzlich ein Onkel von ihm gestorben. „Er mußte seitdem viel über das Totsein nachdenken: ob die Toten noch etwas spüren, ob sie etwas vom Totsein da unten wissen. Er hörte auf, die Zeitung zu lesen, weil er befürchtete, darin auf Todesanzeigen zu stoßen. Er meinte, überall Toten zu begegnen, sah ‚Gespenster'. Dabei war er von ihrer Unwirklichkeit völlig überzeugt, dennoch hochgradig ängstlich und unruhig" (Straus, 1930).

Eine besondere Rolle bei der Verarbeitung des Todes Nahestehender spielen oft noch spezielle situative Bedingungen, die geeignet sind, Schuldgefühle zu wecken: Man habe etwa die Vorzeichen des nahenden Endes nicht genug beachtet, es sei – wie in dem folgenden Beispiel – nicht mehr möglich gewesen, sich auszusöhnen.

Der 25jährige ehrgeizige Dienststellenleiter wird uns vom Internisten wegen Krebsangst überwiesen. Diese seine Befürchtung (Herzinfarkt oder Unfall wären nicht so schlimm, wenn es schnell geht) war, wie er angab, durch den Tod eines Verwandten ausgelöst worden, dessen Magenkrebs man zunächst als nervöses Magenleiden fehldiagnostiziert hatte. Weiter zurück lag der Tod des Vaters, von dem er gleich am Anfang des Gesprächs bemerkte: „Er machte mir einen Strich durch die Rechnung, in Anführungszeichen gesagt, indem er vorzeitig an Herzinfarkt starb." Damit war gemeint, er, der Sohn, habe deshalb nicht studieren können. Später erwähnt der Patient, es sei einige Tage vor dem Tod des Vaters zu einem Streit mit ihm gekommen. Als er am Todestage nach Hause kam, schickte ihn die Mutter in den Garten, um dem Vater beim Teppichklopfen zu helfen. Der Vater nahm aber keine Notiz von ihm, so daß er ins Haus zurückkehrte. „Ich bin nicht ganz glücklich, daß ich mich so von ihm verabschiedet habe", ist der letzte Kommentar des Patienten, der im Gespräch mehrfach betonte, wie gut er sich mit seinem Vater verstand.

Für solche auslösenden Ereignisse gibt es bei den thanatophoben Neurosen viele Beispiele. Nicht selten ist es die erste Begegnung mit einem Sterbenden, das erste Ansichtigwerden eines Toten. In unserer Zeit wird immer wieder darauf hingewiesen, daß sich das Sterben heute im Krankenhaus vollzieht und die Beerdigung auf dem abgelegenen Friedhof, daß es keinen Trauerzug mehr gibt, bei dem der Sarg von der Kirche durch die Stadt oder das Dorf zum Friedhof getragen wird. Es ist unbezweifelbar, daß das Sterben aus unserem Blickfeld weitgehend verschwunden ist, und daß die Möglichkeiten der modernen Medizin so groß geworden sind oder wenigstens im öffentlichen Bewußtsein zu sein scheinen, daß Sterben vor dem höheren Lebensalter als Unfall, d. h. als ein letztlich vermeidbarer unglücklicher Zufall angesehen wird. Deshalb hinterläßt er bei den Nahestehenden oft ein Gefühl nicht nur von Hilflosigkeit und Ohnmacht, sondern auch von Versäumnis und Schuld.

Über die Vorgänge im Vorfeld einer thanatophoben Neurose ist noch eine andere wichtige Feststellung zu machen. Es ist oft gerade nicht der Tod eines nahen Angehörigen, der dem Ausbruch der Neurose unmittelbar vorhergeht. Wie in dem eben geschilderten Fall wird ein solches Ereignis noch relativ gut vertragen, während erst die Nachricht vom Tode eines Fernstehenden, ja eines Unbekannten zum Ausbruch der Neurose führt. „Als mein Vater starb – das ist es ja gerade – damals hat es mir nichts ausgemacht. Aber als Nasser starb und bei dem Zugunglück, von dem ich in der Zeitung las, da ist es mir wie ein heißer Streifen zum Herzen hin durch den Körper gegangen." Wie läßt sich dieser Zusammenhang verstehen? Zunächst kann man hinsichtlich der Bedeutung des vorausgehenden Ereignisses schwer abschätzen, inwieweit es das *entscheidende* disponierende Erlebnis darstellte und so den Betroffenen sensibilisierte für das auslösende Geschehen, die zweite verunsichernde Erfahrung. Es kommt aber vielleicht noch etwas anderes hinzu: der Verlust eines Nahestehenden bedeutet auch insofern etwas anderes, als wir um ihn zu trauern vermögen; bei dem Ableben eines Fremden aber kann Trauer im eigentlichen Sinne nicht aufkommen, weil keine persönliche Bindung bestand. Das Bedrohliche des – dem Leben immanenten – Todes tritt gerade dort hervor, wo er im Ereignis des Sterbens eines anderen mich „eigentlich" gar nichts angeht" (S. auch S. 59).

Zum *Verlauf* der manifesten Neurose ist folgendes festzuhalten: die initiale Phase ist durch massive Sterbensfurcht gekennzeichnet, die sich mit der Zeit abschwächt. Die elementare Vernichtungsangst, welche den Anfang charakterisiert, wandelt sich schrittweise in mehr konkrete und geringfügige Sorgen, in lästige psychosomatische Beschwerden [31]. Das typische Beispiel ist hier die Herzphobie, deren erste Attacke in voller Heftigkeit als unmittelbare Lebensbedrohung empfunden wird, während bei späteren Attacken von Furcht und Angst nicht mehr die Rede ist sondern von Schwindel, Herzklopfen und anderen vegetativen Zeichen. Zugleich ist damit aus der Furcht vor dem Sterben die Furcht vor der Wiederkehr des ersten Angstanfalls geworden. Bei Zwangsneurosen ist ein solcher *Gestaltwandel* ebenfalls zu beobachten; bei diesen fast immer chronisch verlaufenden neurotischen Störungen ist nach Jahren von einer Endlichkeitsproblematik nichts mehr zu bemerken. Es dominiert nun die Furcht vor Schmutz und Staub und die Sorge, sich selbst oder anderen durch Unachtsamkeit Schaden zuzufügen. Im Sinne der psychoanalytischen Neurosenlehre vollzieht sich hier eine Affektisolierung: Das initiale Ereignis als solches ist nicht vergessen, es wird aber von seinem Affekt isoliert und damit als unsinnig erlebt. Von der Erkrankung, die seinerzeit sehr bedrohlich schien, ist nur noch eine allgemeine, sonderbar übertrieben wirkende, Bazillenfurcht oder eine hypochondrische Besorgtheit um eine gesunde Lebensführung zurückgeblieben.

Diese typischen *Wandlungen im Verlauf einer Neurose durch Verstärkung der Angst-bindenden Abwehrmechanismen* läßt sich bei den thanatophoben Neurosen aber zuweilen noch weiter zurückverfolgen. Am Beginn thanatophober Neurosen steht oft nicht die Furcht zu sterben, sondern die Angst vor dem Tode. In solchen Fällen bedeutet schon das Auftreten von Sterbensfurcht den ersten Schritt eines Abwehrvorganges, welcher Vermeidung, Abmilderung und Konkretisierung der ursprünglichen Todesangst ermöglicht; denn Sterbensfurcht ist angesichts unseres „unbestimmt gewissen" Todesbewußtseins die konkretere und damit weniger beunruhigende Sorge, der man sich heute – durch die Möglichkeiten der modernen Medizin oder den Wunsch nach Euthanasie – vielleicht sogar weitgehend zu entziehen vermag.

Das folgende Beispiel soll diesen Übergang von Todesangst in Sterbensfurcht verdeutlichen: Es handelt sich um einen Akademiker, bei dem im Alter von 35 Jahren plötzlich eine schwerste Herzphobie auftrat, so daß er nach internistischer Abklärung in einem Zustand völliger Hilflosigkeit liegend in die Klinik eingeliefert wurde. Man erfuhr von ihm zunächst, der ersten Herzattacke sei eine heftige politische Auseinandersetzung mit seinem Vorgesetzten vorausgegangen, außerdem einige Tage früher und am Abend vorher ein Alkoholexzeß. Erst viel später, nach zwei Jahren, konnte der inzwischen weitgehend beschwerdefreie Patient zum ersten Mal berichten, er habe vor seiner Erkrankung intensive Gespräche mit einem ihm befreundeten 80jährigen, früher orthodoxen Pfarrer geführt. Dieser habe ihn immer wieder „bearbeitet", es gebe keinen Gott und kein Leben nach dem Tode. 14 Tage vor Aufnahme habe er sich schließlich „belehren" lassen. Merkwürdig sei dabei, daß seine bei dem letzten Gespräch anwesenden Freunde sich an den Ablauf dieser Diskussion nicht so recht erinnern könnten. Der Patient fügt überraschend hinzu: „Vor meiner Erkrankung rechnete ich mit einer Lebenserwartung von 70 Jahren, inzwischen schätze ich sie höher ein."

Erst die im Verlauf der psychotherapeutischen Behandlung eingetretene Besserung erlaubte dem Kranken die Offenlegung der genetisch entscheidenden Situation. Danach bedeutete seine – in den herzphobischen Attacken auftretende – Furcht vor dem Sterben schon eine erste Abwehr der Todesangst, die durch die Auseinandersetzung, welche zur Preisgabe seiner bisherigen religiösen Überzeugungen geführt hatte, mobilisiert worden war. Wenn der Patient heute, im Widerspruch zu dem scheinbar lebensbedrohlichen Charakter seiner Erkrankung, mit einem längeren Leben rechnen zu können meint als früher, so unterstreicht dies unsere Auffassung von dem Angst-reduzierenden Übergang von Todesangst in Sterbensfurcht.

Unsere beim Studium thanatophober Neurosen gewonnenen Erfahrungen lassen sich folgendermaßen zusammenfassen:

Wir begegnen den Sorgen um Sterben und Tod bei Neurosen unterschiedlicher Art. Verunsichernde, lebensbedrohliche Erfahrungen, Erlebnisse vom Sterben anderer führen nicht selten zur Auslösung der neurotischen Symptomatik. Sie signalisieren den immer möglichen, dem Leben immanenten Tod. Die Verlaufsbeobachtung von Neurosen solcher Art läßt erkennen, daß die Problematik von Sterben und Tod nicht nur *thematisch,* sondern auch *genetisch* für die Neurosenentstehung relevant sein kann. In typischer Weise beginnt eine thanatophobe Neurose mit Todesangst oder Sterbensfurcht, welche sich dann im weiteren Verlauf in weniger bedrohliche Befürchtungen verwandelt. Das bedeutet, daß die neurotischen Symptome zunehmend in der Lage sind, die Angst um das Leben abzuwehren und zu mitigieren. Es besteht eine wichtige Beziehung zwischen Persönlichkeitsstruktur, den speziellen Sorgen dieses Individuums um Sterben und Tod und der jeweiligen Symptomatik mit ihrer Angst-bindenden Funktion. Dieses Beziehungsgefüge läßt uns, wie wir im folgenden Kapitel näher erörtern werden, vielleicht verstehen, warum solche Neurosen auch dann einer psychotherapeutischen Behandlung zugänglich sind, wenn der thanatophobe Aspekt selbst im therapeutischen Prozeß unberücksichtigt bleibt, wie dies heute noch zumeist der Fall ist.

Die neurotischen Ängste um Sterben und Tod erhellen gerade *die* Aspekte unseres Endlichkeitsbewußtseins, welche in der öffentlichen Diskussion heute weitgehend verborgen bleiben oder übersehen werden.

Fragen an die Psychotherapie

Beim Suizidproblem haben wir uns schon näher mit 2 Gruppen von Neurosen bzw. Persönlichkeitsstörungen befaßt und sind dabei auf ihre divergente Einstellung zur Selbsttötung aufmerksam geworden. Beide Erkrankungen haben gemeinsam, durch Psychoanalyse, aber auch mit Hilfe anderer psychotherapeutischer Verfahren, nur schwer behandelbar zu sein: die Zwangsneurosen und die Suchten.

Das Phänomen *Zwang* läßt sich dahin definieren, daß jemand Gedanken nicht los werden, sich von ihnen nicht befreien kann, obwohl er sie selbst als übertrieben oder unsinnig beurteilt. Er fürchtet, sich in einem Augenblick nachlassender Aufmerksamkeit zu beschmutzen, einen Fehler bei der Arbeit zu übersehen, sich durch Nachlässigkeit zu schädigen. Hinzu kommen Ängste, sich ungehörig zu benehmen, ja ungewollt sich oder anderen etwas anzutun. Gegen alle diese Gefahren sucht der Zwangskranke anzukämpfen, indem er sich zu äußerster Sorgfalt, Vorsicht und Wachsamkeit zwingt. Gegenüber einer Welt, von der er nur wahrnimmt, daß überall Gefahren lauern, führt der Zwangskranke einen aussichtslosen und erschöpfenden Kampf, weil es jene totale Perfektion nicht gibt, die allein ihn zu beruhigen vermöchte. Letztlich sind daher alle seine Sorgen auf das Unerwartete, Unvorhersehbare, auf den Zufall gerichtet. Im Zufall aber, so erlebt er es, steckt das Schicksalhafte menschlichen Lebens oder nach Tillich ist Schicksal die Herrschaft des Zufälligen. Das gilt vor allem für diejenige Sorge, deren reale Bedeutung auf weite Strecken des Lebensweges irrelevant erscheint, die aber letztlich absolute Gewißheit besitzt: Die Sterblichkeit des Menschen. Daher taucht die Angst vor Sterben und Tod in vielen Zwangsneurosen auf und stellt beim Beginn der Erkrankung nicht selten die alles Denken und Handeln beherrschende Thematik dar.

In der *Sucht* scheint das Gegenteil der Fall zu sein; man könnte hier von einem Defizit an Sorge um das Leben sprechen. So ist der Zufall für den Süchtigen auch kein Anlaß zur Bedenklichkeit. Der Zufall wird nicht als Risiko, sondern als *die* Chance für eine günstige Wendung seiner Lebensumstände angesehen. So verleugnet oder übersieht der Süchtige alle zukünftigen Gefahren, wie dies viele Sprüche und Lieder widerspiegeln, welche dem Zecher zugeschrieben werden: Er hat einen Schutzengel, ihm kann nichts passieren. Man lebt dahin, als wäre der nächste Morgen noch weit weg und es sei müßig, sich schon jetzt über ihn Gedanken zu machen. So verläuft das Leben ganz im Präsentischen, die Toleranzschwelle gegenüber situativen Belastungen bestimmt sich ganz aus dem Jetzt, der momentanen Befindlichkeit. Das Risiko des Suchtmittels für die Gesundheit, die Gefahr der Intoxikation für sein Verhalten, die Möglichkeit, sich und andere dadurch – etwa im Straßenverkehr – zu gefährden, dies alles wird vom Süchtigen bedenkenlos oder fatalistisch hingenommen, bagatellisiert oder verleugnet. Aber nicht nur das: Wenn man bei Süchtigen von einem zu wenig an Angst vor Sterben und Tod sprechen kann, so ist das mehr als nur eine Verhaltensbeschreibung. Ein wichtiges psychologisches Element liegt noch darin, daß der Rausch als ein todesähnlicher Zustand erlebt werden kann. Im Rausch öffnet sich die Möglichkeit, Chance, ja Versuchung, zum Tode zu kommen, ohne sterben zu müssen [32]. Plügge hat von einer triebhaften Neugier nach der Begegnung mit dem Tode gesprochen. Bezeichnend ist in diesem Zusammenhang der in der Drogenszene geläufige Ausdruck vom „goldenen Schuß". Gemeint ist damit ein durch Überdosis hervorgerufener Rausch, der – in suizidaler Absicht oder durch falsche Einschätzung des Stoffs – auf seinem Höhepunkt zum Tode führt. Bedenken wir außerdem die hohe Suizidrate jugendlicher Drogenpatienten und chronischer Alkoholiker, so läßt sich folgende These formulieren: Die Sinnlosigkeit und Leere des Daseins verlockt zum Tode, dem man sich im Rausch so leicht, unter Ausblendung aller Schrecken des Sterbens, nähern kann. Die Wiederholbarkeit des Rausches, die wieder und wieder gemachte Erfahrung vom „kleinen Tod", hat der Irreversibilität von Sterben und Tod ihr Gewicht genommen (s. auch S. 69).

Folgt man dieser anthropologischen Auffassung vom Wesen des Zwanges und der Sucht, so gehen offensichtlich beide Neuroseformen in persönlichkeitsspezifischer Weise mit einer fundamentalen Störung ihrer Einstellung zur Endlichkeit einher. Dabei kann offenbleiben, ob diese Störung, wie wir annehmen möchten, ursächliche Bedeutung für die Entstehung von Zwangsneurosen und Süchten besitzt oder ob sie nur das Resultat einer, durch unbewältigte Triebkonflikte hervorgerufenen, verfehlten Lebenseinstellung darstellt. In beiden Fällen lautet die Frage an den Therapeuten: Liegt in dieser fundamentalen Störung, die den Zwangsneurotiker zum Gefangenen seiner Sterblichkeit macht und dem Süchtigen das Für-wahr-Nehmen des gewissen Endes verwehrt, der Grund dafür, daß gerade diese beiden Neuroseformen in vielen Fällen einer Behandlung kaum zugänglich sind?

Altersneurosen

Verlaufsuntersuchungen an neurotischen Patienten haben gezeigt, daß die in der Adoleszenz oder im frühen Erwachsenenalter in Erscheinung tretenden Neurosen in der zweiten Lebenshälfte und vor allem im Alter eine *Abmilderung* erfahren. Manche Neuroseformen wie die Hysterie machen fast immer einen auffallenden Symptomwandel durch, andere wie die Hypochondrie oder die Angst-Neurose bleiben mit gewissen Intensitätsschwankungen über Jahrzehnte unverändert, um sich höchstens gegen Ende des Lebens abzuschwächen. Diese günstige Entwicklung chronischer Neurosen im höheren Lebensalter wird zumeist mit einer Einengung der Persönlichkeitsdynamik und mit einem Verblassen der Triebkonflikte in Zusammenhang gebracht. Man kann auch sagen, daß im Alter *charakterliche* Auffälligkeiten, meist im Sinne einer Zuspitzung von früheren Wesenseigentümlichkeiten, an die Stelle der neurotischen *Symptomatik* treten.

Wichtiger für unsere Betrachtung ist die Feststellung, daß es im höheren Lebensalter nicht mehr oder nur ausnahmsweise zum Auftreten *neuer* Neurosen kommt. Auf die vielfältigen Belastungen dieser Lebensphase, auf die Pensionierung, die Abhängigkeit von der Hilfe oder materiellen Unterstützung durch andere, auf Vereinsamung durch den Verlust des Ehepartners und den Tod gleichaltriger Freunde, auf die Aufgabe der eigenen Wohnung reagieren die Menschen des höheren Lebensalters in relativ gleichförmiger Weise: sie werden apathisch, depressiv, resigniert oder äußern sich hypochondrisch besorgt um ihre Gesundheit. Es besteht also ein einfach zu durchschauender zeitlicher und thematischer Zusammenhang zwischen den veränderten Lebensbedingungen und der Art, wie der alte Mensch darauf emotional reagiert. Die Kennzeichen der Neurose mit Verdrängung und zeitlicher Latenz werden im Alter fast durchweg, oft sogar schon in den Krisen der Lebensmitte, vermißt.

Man kann das Fehlen von genuinen Altersneurosen einfach so erklären, daß die erste Lebenshälfte stets hinreichende Belastungen mit sich bringt, um bei entsprechender Disposition frühzeitig zu einer Neurose zu führen. Aber ist nicht bei genauerer Überlegung das Gegenteil eher wahrscheinlich? Die Nöte der zweiten Lebenshälfte sind ganz andere als die der ersten: Das Leben ist absehbar geworden. Mit unerwarteten glücklichen Wendungen, neuen menschlichen Beziehungen ist kaum mehr zu rechnen. Der äußere Rahmen des Lebens ist weitgehend festgelegt. Mit abnehmenden Körperkräften und vielfältigen physischen und psychischen Behinderungen wird das eigene Lebensende zunehmend und unausweichlich zu einer persönlichen Realität. Das Zurückschauen einerseits und die Auseinandersetzung mit Sterben und Tod andererseits entwickeln sich zu den beiden Hauptthemen dieser Lebensphase. Während wir uns im früheren Leben nach den Worten Sartres nur auf den Tod gefaßt machen können (s'attendre à la mort), wird im Alter das Warten auf den Tod (attendre la mort) zur Wirklichkeit – und zwar in dem Maße, in dem die Unbestimmtheit des Zeitpunktes unseres Todes abnimmt. Dabei kann sich die Auseinandersetzung mit dem Ende des Lebens in ganz verschiedener Weise vollziehen, akzeptierend oder verleugnend – um nur die beiden wichtigsten Formen des „adjustment to age" zu nennen. Die Entwicklung einer Neurose, wie sie uns aus der ersten Lebenshälfte geläufig ist, gehört nicht dazu.

So stellt sich die Frage: Bedarf die Psychotherapie eines neuen, besonderen Instrumentariums für die Behandlung der psychogenen Störungen des höheren Lebensalters?

Die thanatophoben Neurosen in der Psychoanalyse

Wenn im Laufe einer analytischen Behandlung der Patient über Befürchtungen vor Sterben und Tod spricht, so werden diese im allgemeinen als Ausdruck von Angst vor aggressiven Durchbrüchen verstanden, als elementare Verunsicherung durch andrängende Impulse in Versuchungs- und Versagenssituationen. In welcher Weise die Psychoanalyse Todesangst und die Angst zu töten miteinander in Beziehung setzt, zeigt etwa das folgende Zitat von Schilder: „In order to come to an insight into an individuals problem we have to understand his aggression and his attitude toward death ... As every one of the problems is fundamental, they overlap with any other problem." Die Schwierigkeit, die sich in dieser „Auswechselbarkeit" zwischen der Angst zu töten und der Angst vor dem

Tode ergibt, ist grundsätzlicher Natur: „Wir sind nicht berechtigt, ... daß wir das Todesprinzip zu einem außerpsychologischen Gegenstand ... verniedlichen und es lediglich mit der positiven Bedeutung der Aggressivität gleichstellen" (Caruso).

Es führt nicht weit, die Todesängste des Menschen aus Abwehr von Aggressionen, aus dem geheimen Wunsch zu töten herzuleiten; denn diese Ängste gelten der Sterblichkeit des Menschen als solcher, während wir dem archaischen Thema des Zweikampfs um's Überleben, auch im Traum und in der Analyse, wohl nur noch selten begegnen.

Wie wir oben dargelegt haben, ist sich der Patient in der Regel nicht dessen bewußt, *welche* Befürchtungen vor der Endlichkeit für ihn persönlich relevant sind. Der innere Zusammenhang zwischen vorausgehenden Erfahrungen und dem, was ihn an Sterben und Tod am meisten beunruhigt, wird, je mehr der Prozeß der Transformierung von Todesangst in Sterbensfurcht und in nicht mehr lebensbedrohliche Befürchtungen fortgeschritten ist, für ihn immer weniger durchschaubar und nacherlebbar. Je klarer und konkreter sich der Patient – im Symptom – auf ihre Vermeidung einzustellen gelernt hat, um so verborgener bleiben die inneren Ängste, welche immer auch auf die aktuelle lebensgeschichtliche Situation und deren Ursachen bezogen sind. Darin liegt die Erklärung dafür, daß psychoanalytische Behandlung auch bei Patienten mit thanatophoben Neurosen erfolgreich sein kann, wenn nicht die Endlichkeitsproblematik, sondern vorwiegend die frühe Entwicklung bearbeitet wurde. Das heißt: Meine Angst vor Sterben und Tod, meine phobischen und hypochondrischen Beschwerden können auch verschwinden, wenn ich Einsicht in unbewußte Erwartungen, Versagungen und Konflikte gewinne, die für mich *zu der Zeit* bedeutsam waren, als ich an mir selbst oder in meiner Umgebung eine lebensbedrohliche Erfahrung machte.

Konfrontation mit lebensbedrohlichen Ereignissen oder auch mit anderen verunsichernden Erfahrungen führen nur bei einzelnen Individuen zur Entwicklung einer thanatophoben Neurose. In jedem Falle sind aber nicht nur die speziellen auslösenden und disponierenden Erfahrungen für die Entstehung einer solchen Neurose bedeutsam, sondern natürlich auch die Gesamtkonstellation der frühen Entwicklung im Sinne der klassischen Neurosenlehre. Dennoch wird man fragen müssen, ob sich der Therapieverlauf nicht günstiger gestaltet hätte, wenn, wie es bisher nur einzelne Analytiker tun, die Bearbeitung der Endlichkeitsaspekte mit einbezogen worden wäre. Vielleicht werden die neueren Studien über den Narzißmus, aber auch die Familienforschung dazu beitragen, das Thema in die Neurosenbehandlung einzubeziehen und den besonderen Problemen des alternden und alten Menschen im Blick auf das Lebensende mehr Aufmerksamkeit zu widmen.

Vorüberlegungen zu einer Therapie thanatophober Neurosen

Der erste Schritt im therapeutischen Prozeß muß in einer sehr subtilen Analyse aller Befürchtungen bestehen, welche den Patienten gegenwärtig bedrängen. Dieser Vorgang hat Ähnlichkeit mit der deskriptiven Analyse der Symptomatologie, wie sie einer Verhaltenstherapie vorausgeht. Erst danach kann es gelingen, den Patienten erfahren zu lassen, welche Aspekte der Vergänglichkeit in Beziehung zu seiner Persönlichkeitsstruktur und zu seiner Lebensgeschichte für ihn besondere emotionelle Relevanz besitzen. Auf diese Weise können die entsprechenden Vorerfahrungen erlebnisfähig werden und es wird sich zeigen, inwieweit und warum diese mit seinen Erwartungen und Strebungen unvereinbar waren und deshalb als Beunruhigung und Kränkung erlebt wurden. So kann es gelingen, schrittweise seine, jetzt auf einzelne äußere Gefahren gerichteten, Befürchtungen auf das Grundsätzliche menschlicher Vergänglichkeit zu zentrieren und damit ihre Affektisolierung oder Verleugnung aufzuheben.

Das ist sicher die eigentlich kritische Phase solcher Therapie, in der auch die Verläßlichkeit und humane Kompetenz des Therapeuten auf die Probe gestellt wird. Damit ist gemeint, daß der Patient nicht nur spüren wird, ob der Therapeut seine eigene Endlichkeit wahrzunehmen in der Lage ist; es wird auch zur Diskussion stehen, daß der Therapeut sterblich ist und daher nur einen begrenzten Schutz zu bieten vermag. Zuletzt – vielleicht unabschließbar – wird die Sinnfrage des Lebens thematisiert werden. Wie weit der Patient hier gelangt, wird auch davon abhängen, ob und in welchem Maße er zu einer Distanz oder gar Unabhängigkeit von der öffentlichen Einstellung zu diesen Fragen fähig ist. Es wird wichtig sein, zu beachten, daß hier die Gefahr einer Überforderung (hinsichtlich seiner Verselbständigung) besteht, die u. U. den ganzen Erfolg der Behandlung in Frage stellen und eine Rückkehr in die – vor existentieller Verunsicherung schützende – Angst-Symptomatik zur Folge haben kann.

Das Dilemma

Wir haben den Versuch unternommen, Fakten und Gesichtspunkte zu Sterben und Tod in unserer Zeit zusammenzustellen. Sie sollen es ermöglichen, aus den historischen, geistesgeschichtlichen und medizinischen Entwicklungen des XX. Jahrhunderts einen Einblick in das Verhältnis des modernen Menschen zu seinem Ende zu gewinnen.

Historisch hat unser Thema in diesem Jahrhundert eine – eigentlich unausdenkbare – Realität. Die Zahlen der Toten, niedergelegt in „The Twentieth Century Book of the Dead", machen unsere Hilflosigkeit noch größer, vermehren unser Verlangen, davor die Augen zu verschließen und das Geschehene der Geschichte zu überantworten, es in Materialien zu verwandeln. „Das furchtbare Sterben der letzten Kriege hat in der westlichen Welt relativ geringe Nachwirkungen gezeigt und die Einstellung zum Tode wenig bestimmt, sei es, weil es um der Lebenserhaltung willen notwendig war, möglichst schnell über das Massensterben hinwegzugehen und es zu trivialisieren, sei es, weil gemeinschaftlich legitimiertes gewaltsames Töten den Menschen nicht schockiert" (Hofmeier).

Es gibt zugleich in der ersten Hälfte des Jahrhunderts in enger zeitlicher Abfolge und aus extrem gegensätzlichen Positionen eine intensive philosophische Auseinandersetzung mit dem Todesproblem. Was in der Existenzphilosophie und im dialektischen Materialismus zu diesem Thema gedacht und ausformuliert wurde, läßt sich beispielhaft durch die Gegenüberstellung von zwei Zitaten veranschaulichen.

„Daß diese (Sterblichkeit und Tod) nur mit Hilfe von Negationen zu kennzeichnen und eingestandenermaßen nicht der unmittelbaren Erfahrung gegeben sondern erschlossen sind, darf nicht zu der irrigen Meinung verleiten, sie seien irreale, ‚metaphysische' Gedankengebilde. Wir müssen ihnen im Gegenteil unter allen unser Leben konstituierenden Ingredienzien die größte Wirkmacht einräumen" (H. Kunz).

„So ist angesichts des Potentials der Verfügung über organische Prozesse, das Umriß gewinnt, der Gedanke einer Abschaffung des Todes nicht a fortiori abzutun. Sie mag sehr unwahrscheinlich sein; denken jedoch läßt sich, was existentialontologisch nicht einmal sich denken lassen dürfte" (Th. Adorno).

Auf der einen Seite wird der Tod als die Vollendung des Daseins, Leben als Sein zum Tode bezeichnet. Auf der anderen Seite wird mit der Herstellung einer von Angst befreiten menschlichen Welt die Realisierung des natürlichen Todes gefordert, darüber hinaus aber sogar die Beseitigung des Todes, also eine physische Unsterblichkeit des Menschen für denkbar und möglich angesehen. Bis dahin sollte der Mensch den Tod – mit den Worten Marcuses – „as a technical limit of human freedom" betrachten. In dieser Kennzeichnung der Freiheitsgrenze des Menschen gegenüber seinem Ende steckt – wie auch in dem Adornoschen Zitat – die Nahtstelle zu einer Fortschrittsgläubigkeit ganz anderer Herkunft. Diese sieht die Entwicklungsmöglichkeiten der Menschheit nicht wie im dialektischen Materialismus *primär* in der Schaffung humaner Lebensbedingungen für eine klassenlose Gesellschaft, sondern erstrebt eine zivilisatorische Optimierung, welche durch Verringerung der Arbeitslast, Vermeidung von Krankheit, Besserung der äußeren Lebensverhältnisse für den Menschen die hinlänglichen Voraussetzungen zur Verwirklichung sinnvollen Lebens zu schaffen meint.

Vor dem Hintergrund dieser prinzipiellen Auseinandersetzung, welche nach dem ersten Weltkrieg einsetzte und bis in die 60iger Jahre währte, ahnen wir die bedrängende Situation, in die der einzelne heute gerät, wenn er versucht, sich mit der Endlichkeit des Menschen auseinanderzusetzen. Hier ist an die – die Positionen übergreifende – Aussage von Bloch zu erinnern: „Es wird wahrscheinlich, daß das heutige Geschlecht, indem es ohne Todesfurcht lebt, vergangenen Glauben beleiht ... Jedoch wie immer auch hinausgeschoben, es bleibt der naturhafte Tod, als der durch keine gesellschaftliche Befreiung berührbare ... Desto mehr, als nach abgeschaffter Armut und Lebenssorge sich die Todessorge besonders hart erhebt."

Damit sind wir schon mitten in der öffentlichen Diskussion, wie sie gleichzeitig mit der philosophischen Kontroverse eingesetzt hat und sich noch vollzieht.

Das Sterben

Um die gegenwärtige Einstellung zur Endlichkeit, deren Fortentwicklung auch für die nächste Zukunft noch nicht abzusehen ist, besser erkennen zu können, müssen wir differenzieren zwischen dem Verhältnis des Menschen zum Sterben und zum Tode. Beide zusammen bilden den Gegenstand unserer Untersuchung. Unsere Wortwahl – Endlichkeit, Sterblichkeit, Vergänglichkeit – läßt aber unterschiedliche Einstellungsakzente erkennen: Sterblichkeit verweist auf das Sterben, Vergänglichkeit auf das Unbeständige und Zerbrechliche unseres Lebens, Endlichkeit umfaßt am meisten, indem es die Endgültigkeit („irgendwo ist eine Grenze") aber auch den finalen Charakter („es gilt den Weg bis zum Ende zu gehen") anklingen läßt, während der biologische Anteil des Sterbens weitgehend außer Betracht bleibt.

Wenn hier von der Einstellung zu Sterben *und* Tod die Rede ist als den beiden Elementen der eben charakterisierten Termini für die Begrenztheit menschlichen Lebens, so heißt das: Sterben als Durchgangsphase zwischen Sein und Nicht-sein ist ein Bestandteil, ist das Schlußstück des Lebens, ist noch Leben. Sterben ist nicht mehr, wenn ein Toter vor uns liegt. Der, der gestorben ist, ist jetzt und hier ein Toter. An die Stelle von „Leben" ist für ihn und für seine Mitwelt „Tod" getreten. Während wir aber nunmehr in der Vergangenheitsform vom „Leben des Herrn X" sprechen können, bedeutet die Rede vom „Tod des Herrn X", soweit damit nicht ungenau sein Sterben gemeint ist, sein Totsein, sein Nicht-Sein, sein Nicht-mehr-mit-uns-, Nicht-mehr-hier-Sein. Alle diese Worte bedeuten also nur die Negation seines bisherigen Existenzierens.

Sterben als die momenthafte, dem Jetzt der Gegenwart zwischen Zukunft und Vergangenheit entsprechende Grenzlinie, ist kein Zustand oder, wie Améry es überspitzt ausdrückt: „Im strengen Sinne aber, da niemand tot ist, ehe er tot ist, *stirbt* keiner im Präsens. Es läßt sich nur immer sagen, er sei *gestorben.*" Ist das aber eingetreten, ist Herr X gestorben, so löst diese Feststellung zahlreiche Veränderungen aus, die sich auf den toten Leib, auf seine Hinterlassenschaft, auf seine Familie beziehen. Das ganze soziale Umfeld des Gestorbenen hat sich dadurch verändert, wobei auch diesen Veränderungen mehr oder minder deutlich der Charakter der Endgültigkeit zukommt: in der Vollstreckung seines letzten Willens, am Arbeitsplatz, den ein anderer einnimmt, in der Trauer, mit der sich die Zurückgebliebenen von ihm lösen.

Alle diese Vorgänge, Folgen des Gestorbenseins eines Individuums, vollziehen sich, wie wir gesehen haben, in der modernen Welt mehr und mehr „unter Ausschluß der Öffentlichkeit". Sie sind weitgehend zu einer privaten Angelegenheit geworden, wie vor allem v. Ferber hervorgehoben und als kulturelles Defizit kritisiert hat. Sicher ist dieser Vorgang nicht allein ein Kennzeichen der Moderne. Ähnliche Tendenzen lassen sich, wie die Untersuchungen von Ariès aufzeigen, auch in früheren Epochen klar ausmachen, etwa – um nur zwei Beispiele zu nennen – die Verlagerung der Begräbnisstätten aus dem Mittelpunkt der Stadt und der Nähe der Kirchen oder den Wortwandel von Kirchhof zu Friedhof. Mit der – nicht mehr konfessionell gebundenen – Grabkapelle am Eingang des Friedhofs trennte sich auch im kirchlichen Bereich die Beziehung zu den Verstorbenen von dem religiösen Leben ihrer Gemeinde.

Was heute unter dem Stichwort von der „Verdrängung des Todes" gemeint wird, betrifft ausschließlich das Sterben und den veränderten Umgang mit den davon Betroffenen. Dazu gehört das Sterben im Krankenhaus, die Erwartungen, die man an das Verhalten des Sterbenden stellt, der Umgang mit unheilbar Kranken und Sterbenden von seiten der Angehörigen, des Arztes und des Pflegepersonals – alles Vorgänge, die sich dahingehend zusammenfassen lassen, daß sich das Sterben heute möglichst unauffällig und vor allem ohne beunruhigende, verunsichernde Emotionen vollziehen soll.

Dazu gehört auch eine Veränderung der Arzt-Patienten-Beziehung, welche in ihrer vollen Ausprägung erst in den letzten Jahren deutlich geworden ist. Es handelt sich um die „*Wahrheit am Krankenbett*", d. h. um die Art und Weise, wie der Arzt einen Schwerkranken über Diagnose und Prognose seines Leidens aufklärt. Bis vor wenigen Jahren war es üblich, dem Patienten seinen Befund vorzuenthalten, aber die Angehörigen voll zu informieren. Heute ist es dagegen mehr und mehr die Regel, den Patienten sehr frühzeitig und detailliert über die Natur seiner Erkrankung in Kenntnis zu setzen. Zu dieser konträren Position haben 2 Entwicklungen beigetragen: Die eine besteht in den großen Fortschritten, die bei der Therapie ernster, früher fast immer unheilbarer Krankheiten, erzielt wurden. Die andere Entwicklung betrifft die – sich immer noch verstärkenden – juristischen Anforderungen hinsichtlich der Aufklärung des Kranken über Zweck und Risiko diagnostischer und therapeutischer Maßnahmen. Nehme ich als Arzt diese Verpflichtungen ernst, was bei der gegenwärtigen Rechtsprechung kaum zu vermeiden ist, dann muß ich den Kranken schon über einen keineswegs besonders dringenden Verdacht auf eine maligne Erkrankung informieren. Die „Verrechtlichung der Medizin", wie man dies leider kritisch bezeichnen muß, hat sich wohl auch deshalb schnell in die Praxis umgesetzt, weil die „Wahrheit" so frühzeitig mitgeteilt wird, daß – angesichts des auch in ungünstigen Fällen noch relativ langen Verlaufs – mit schwierigen emotionalen Reaktionen von seiten des Betroffenen noch kaum zu rechnen ist. – Wie total der Wandel ist, von dem wir hier berichten, zeigt am deutlichsten die amerikanische Untersuchung von Novack et al., die Ärzten den gleichen Fragenkatalog zur Aufklärung Krebskranker vorlegten, mit dem Oken 18 Jahre früher das „what to tell cancer patients" ermittelt hatte. Oken fand, daß 88% regelmäßig die Diagnose Krebs verschweigen, bei Novack (1979) waren es noch 2%. Es gibt aus Deutschland keine vergleichbare Untersuchung; es ist aber nicht kontrovers, daß sich hier prinzipiell dieselbe Einstellungsänderung vollzogen hat bzw. jetzt vollzieht (Zander).

Die Nachteile des Verschweigens sind oft beschrieben worden: Sie bestehen nicht nur darin, daß der Patient sich vom Arzt getäuscht fühlt, je mehr sich sein Zustand verschlechtert. Wichtiger noch sind die Auswirkungen auf die Beziehungen zwischen dem (ahnungslosen) Kranken und seinen (voll informierten) Angehörigen. Aber auch die moderne Aufklärung versetzt den Kranken häufig in keine bessere Lage. In der frühzeitigen totalen Aufklärung drückt sich die Erwartung aus, der Kranke habe die Kraft, lange im Ungewissen zu leben, die Unheilbarkeit seines Leidens zu akzeptieren, sich auf sein Sterben gefaßt zu machen.

Damit sind wir an dem zentralen Punkt der neuen Situation: Die uneingeschränkte Aufklärung *als das Recht des Kranken wird zu seiner Pflicht,* sich dem Ende des Lebens als einem natürlichen Vorgang zu stellen und sich entsprechend zu verhalten. Auch die Pastoralmedizin bejaht grundsätzlich die Aufklärung des Kranken durch den Arzt, wenn auch meist nicht in der strikten Konsequenz, wie sie van de Spijker formuliert hat: „Die Patienten haben ein Recht zu wissen. Diese Forderung gilt absolut." Daß in der öffentlichen Meinung *natürliches und d. h. würdiges* Sterben auch das Wissen um die tödliche Erkrankung voraussetzt, zeigt sich beispielhaft in den Massenmedien beim Tode einer prominenten Persönlichkeit. Mit Bewunderung wird hervorgehoben, daß der Verstorbene um sein Leiden wußte und gefaßt in den Tod ging. Es hat den Anschein, daß die Realisierung einer „natürlichen" Einstellung zum Sterben ohne eine solche „heroische" Haltung unmöglich ist. Eher beschwichtigend lassen jene – mit großem Interesse aufgenommenen – „Selbstschilderungen vom schönen Sterben" die gleiche Tendenz einer Entängstigung der Einstellung zum Sterben erkennen (s. S. 7). Das sind Erfahrungen von Menschen, die – wie man sich ausdrückt – klinisch schon tot waren, aber nach ihrer Wiederbelebung von traumhaften, ja beglückenden Erlebnissen zu berichten wußten, nicht dagegen von Schmerzen, Erstickungsgefühl und Todesangst.

Auch die Tatsache, daß man die – inzwischen eingehend untersuchten – psychischen Vorgänge beim Sterben mit dem Trauern der Überlebenden gleichzusetzen versucht, verrät dieselbe Tendenz, dem Sterben seine Schrecken zu nehmen – für den Betroffenen, für die, die ihm dabei beruflich beistehen müssen, und für die Angehörigen. Selbst dort, wo der Umgang mit dem sterbenden Patienten ganz ernst genommen und praktische Sterbehilfe als humane Aufgabe gesehen wird – wie etwa in den frühen Arbeiten von Kübler-Ross –, läßt sich noch fragen, ob sich nicht auch dort die Tendenz auswirkt, die Endgültigkeit, das eigentliche Schicksal des Sterbenden, zu profanisieren, indem man das Natürliche des Vorgangs hervorhebt. Noch etwas anderes wird dabei deutlich: Diese – zweifellos wichtigen und lange zu wenig berücksichtigten – Hilfen für den Sterbenden folgen im Grunde den Prinzipien einer psychotherapeutisch orientierten Hilfe für *Lebende* (Sporken). Wenn Kübler-Ross etwa in den Mittelpunkt ihres Handelns das Eingehen auf die „actual needs" der Sterbenden stellt, so hilft das zweifellos den Fehler zu vermeiden, sich im Umgang mit Sterbenden daran zu orientieren, wie man erwartet, daß Menschen sich im Sterben verhalten sollen, oder wie man selbst sterben möchte. Klingt aber in der Betonung der Sorge um die konkreten Nöte und Bedürfnisse nicht auch die Scheu vor der Einsicht an, daß in dieser letzten Lebensphase solche Nöte für den Sterbenden vielleicht weniger Gewicht haben als Gedanken, die nicht auf das Jetzt und Hier, sondern auf das Kommende gerichtet sind? Besteht nicht gerade darin „the awareness of dying"?

Die „Verdrängung des Todes" umfaßt nicht nur seine Privatisierung, sondern in erster Linie seine Entängstigung; diese äußert sich in einer möglichst weitgehenden Abschirmung der Menschen vor einer Auseinandersetzung mit den Fragen nach den „letzten Dingen". Um nicht mißverstanden zu werden: die moderne Entwicklung von Sterbehilfen versteht sich selbst als Gegenbewegung gegen die „Verdrängung des Todes" und ist als solche ein wichtiger Beitrag zur Humanisierung der Medizin. Daß dabei dennoch das Für-wahr-Nehmen des bevorstehenden Todes verfehlt werden kann und die Gefahr besteht, sich durch erlernbare Techniken einer echten Auseinandersetzung mit dem Lebensende zu entziehen, sollte nicht übersehen werden. Nach Fuchs sind diese, unter dem Terminus „Verdrängung des Todes" subsummierten Einstellungsänderungen deshalb notwendig geworden, weil sich die bisherigen archaischen Todesbilder, „Relikte aus Orientierungssystemen vergangener Gesellschaftsformen", gegenüber der modernen rationalen Auffassung vom natürlichen Tod nicht mehr behaupten können. Die Verdrängung der Todesidee geht, wie Max Scheler sagt, aus einem „nicht Herrwerden über diesen Gedanken, aus einem sich nicht abfinden können mit dem Tode, hervor".

Die Euthanasie erscheint im Kontext des gegenwärtigen Wandels der Einstellung der Gesellschaft zur Sterblichkeit des Menschen als der nächste, konsequente Schritt in Richtung auf eine Reduzierung des Sterbens, Reduzierung auf ein natürliches Krankheitsgeschehen. In der aktiven Euthanasie sollen dem Sterben seine besonderen, ungewissen Nöte genommen, langes, schmerzvolles Siechtum durch rasches Auslöschen verhindert werden. Man setzt dabei voraus, daß sich bei schwerkranken Menschen Wille und Selbstbestimmung im Blick auf Leben und Sterben deutlich erkennen und von flüchtigen Zuständen der Euphorie oder Entmutigung abgrenzen lassen. Man unterstellt dabei offensichtlich auch, daß die – viele Menschen wohl am stärksten bedrängende – Not des Endens, das allein Sterben, im Vollzug des raschen Euthanasietodes nicht mehr zum Tragen kommt oder doch gemildert wird.

Dabei bleibt ein – für den Sterbenden und die Zurückbleibenden wesentlicher – Umstand außer acht: Ich kann um den Verstorbenen *nicht trauern,* wenn ich an seinem Ende zustimmend, entscheidend oder handelnd beteiligt war; denn trauern kann ich nur um den, der mir genommen wurde. Sein Tod trifft mich gerade deswegen so hart, weil ich sein Schwinden aus meiner Welt als Mir-entrissen-sein erlebe. Das Mir-genommen-werden und das Mir-gegeben-werden sind die Erlebensvoraussetzungen für Trauer wie für große Freude. Die üblichen tröstenden Worte „es war vielleicht eine Erlösung für ihn", haben wohl für jeden, der sich ihrer einmal wohlmeinend bediente, den Beigeschmack des nicht ganz Aufrichtigen und Anmaßenden behalten. Was aber geschieht für die Zurückbleibenden, wenn das Trauern ihnen verwehrt ist? Davon wissen wir aus dem Umgang mit Angehörigen, deren Trauer bei langer unheilbarer Krankheit schon abgeschlossen ist, ehe der Kranke stirbt. Sie warten unter heftigen Schuldgefühlen auf seinen Tod. So bleibt der Preis für das erstrebte rasche, gute oder würdige Sterben das Töten. Dort, wo heute die Euthanasie auch den sogenannten Gnadentod *ohne* persönliche Einwilligung einschließen will, ist dies besonders evident. *Sterben wird durch Töten und Getötetwerden ersetzt.*

Wir haben zur Kenntnis zu nehmen, daß der moderne Mensch alles daran setzt, des Sterbens Herr zu werden. Eser bemerkt dazu: „Bedenkt man die mehr als tausendjährige Verfemung des Selbstmords und dann erst seine allmähliche Hinnahme als Verzweiflungstat menschlicher Schwäche, so liegt in der Forderung eines ‚Rechts auf den eigenen Tod' eine geradezu kopernikanische Wende in der Einstellung zum Leben." „Our new power over birth and death", wie eine Kapitelüberschrift in Russell's Euthanasiebuch lautet, entspricht der Wirklichkeit. Es scheint realisierbar, dem Sterben alle Ängste und Schrecken zu nehmen, indem man tötet. Nur – nur der Endgültigkeit des Sterbens entgeht man damit nicht. Daß heute Euthanasie auch auf die Tötung *ohne* Einwilligung ausgedehnt werden soll, zeigt darüber hinaus, daß in der Gegenwart die Durchbrechung des Tötungstabus auch außerhalb der Extrembedingungen des unheilbar Leidenden und sein Ende herbei Wünschenden angestrebt wird. Schwere Behinderung und Krankheit sollen genügen, eine „beneficient euthanasia" dann für ethisch vertretbar, ja wünschenswert anzusehen, wenn der Zustand des Patienten als „meaningless existence" beurteilt wird. Das verständliche Bestreben der humanistischen Euthanasiebefürworter, Menschen vom qualvollen Sterben zu befreien, und ihre bedenkenlose Bereitschaft, das Befinden eines Kranken als „meaningless existence" zu bezeichnen – diese Widersprüchlichkeit scheint ein Kennzeichen unserer modernen Welt [33].

Der Tod

Die Bezeichnungen, unter denen wir in der Gegenwart das Todesproblem erörtert finden, lauten: „der ganze Tod" und „der natürliche Tod". Es muß offen bleiben, ob ihre Thematisierung – auf dem Hintergrund des veränderten Todesbewußtseins in der Gegenwart – miteinander in Beziehung steht oder ob die zeitliche Koinzidenz zufälliger Natur ist.

Der Begriff vom *ganzen,* Leib und Seele umfassenden, Tod entstand in der protestantischen Theologie am Ende des XIX. Jahrhunderts. Er zielte – gegen die Philosophie der Aufklärung gerichtet – auf eine Entplatonisierung des Christentums und führte damit zu einer neuen Auffassung von der Auferstehung. An die Stelle einer durch den Tod und die Auferweckung Christi von Gott dem Menschen gewährten personalen Überwindung des Todes trat nun der Hinweis auf das Christusereignis und die Hoffnung auf eine alle Menschen umfassende Auferstehung am Jüngsten Tag. Damit war der Gedanke an ein Fortexistieren des einzelnen nach dem Tode im Protestantismus weitgehend verbannt. Man schien froh, sich der, in fast allen Religionen wiederkehrenden, Jenseitsvorstellungen entledigt zu haben.

Demgegenüber bekennt H. Chr. Hampe in seinem 1975 erschienen Buch „Sterben ist doch ganz anders": „Die Vorstellung, daß da mit dem Tode der ganze Mensch nicht und nichts ist, ... (hat) mich noch nie befriedigt ... Auf die Gefahr hin, an diesem Punkt der platonischen Ketzerei ein Stückchen nahezukommen, vermag ich nicht zu glauben, daß die menschliche Person im Tode untergeht." Wir erinnern uns dabei an Freuds berühmt gewordene Sentenz: „So konnte in der psychoanalytischen Schule der Ausspruch gewagt werden: Im Grunde glaube niemand an seinen eigenen Tod oder, was dasselbe ist: Im Unterbewußtsein sei jeder von uns von seiner Unsterblichkeit überzeugt." Ähnlich Bela Grunberger in seiner eben erschienen Narzißmusstudie: „Unabhängig von den Religionen, die (den Glauben an die Unsterblichkeit) formuliert haben, ... existiert tatsächlich in gewissem Maße bei jedem Menschen dieser Glaube und ein Leben ohne ihn wäre unmöglich." „Sentimus experimurque, nos aeternos esse", hieß es bei Spinoza.

Im Katholizismus ist es zu einer so radikalen Wende im Auferstehungsglauben nicht gekommen [34]. Die gegenwärtige theologische Kritik konzentriert sich hauptsächlich darauf, daß Unsterblichkeit nicht etwas ist, über das der Mensch „natürlich" verfügt, sondern das ihm „kreatürlich" von Gott geschenkt wird. Hinzu kommt die viel beachtete These von Boros, wonach der Mensch im Tod die endgültige Entscheidung für oder gegen Gott zu fällen hat. Hier erlangt der Tod, indem der Mensch ihn erleidet und zugleich dabei seine letztgültige Entscheidung vollziehen kann, eine besondere anthropologische Bedeutung. Aber auch im Katholizismus vollzieht sich eine intensive Auseinandersetzung mit dem Leib-Seele-Dualismus und vor allem mit der Lehre von der Unsterblichkeit der Seele. Das zeigt sich in modernen Glaubensbüchern, z. B. im Holländischen Katechismus, noch deutlicher als in der theologischen Literatur [35, 36].

Die Forderung nach dem *natürlichen* Tod enthält zum großen Teil Elemente, die sich auf das Sterben beziehen, auf die Vermeidung des gewaltsamen Todes, auf ein Angst-freies Sterben nach einem erfüllten Leben. Der natürliche Tod beruht auf einer allein lebensimmanenten Sinngebung des Daseins. Er ist mehr als ein biologischer Alterstod; an die Stelle von Jenseitsvorstellungen tritt die überdauernde Bedeutung individuellen Lebens für die Gesellschaft.

In den sozialistischen Staaten – das ist hier nachzutragen – gibt es eine mit der westlichen Welt vergleichbare Euthanasie-Diskussion nicht. Alle Anstrengungen richten sich darauf, die wesentlichen biologischen und intellektuellen Bedürfnisse des Volkes zu befriedigen; das Sterben erscheint als das natürliche Ende des Lebens, der Tod, dem Leben immanent, steht nicht zur Diskussion.

Die Forderung nach dem natürlichen Tod bezieht sich ausdrücklich auf den wissenschaftlichen Fortschritt, vor allem auf die Naturbeherrschung. Die Entwicklung der Medizin, speziell in diesem Jahrhundert, hat bewirkt, daß die Menschen heute zwar nicht älter, daß aber viel mehr Menschen alt werden, d. h. den Alterstod sterben können. Die Wissenschaft, vor allem die Verhaltenswissenschaften, haben aber auch dazu beigetragen, daß der moderne Mensch zu einer Kontrolle und einem vernünftigen Umgang mit seinen Trieben, Sexualität und Aggression, eher befähigt ist. Themen wie Völkerrecht, Ernährungswissenschaft, Umwelt- und Friedensforschung zeigen die Bedeutung der Wissenschaft für die Realisierung besserer materieller und sozialer Lebensbedingungen. Der *gleiche* Wissenschaftsprozeß aber, welcher seit der Aufklärung bewußt auf das Mündigwerden des Menschen abzielt, hat die Möglichkeiten der Sublimierung und Sakralisierung menschlicher Grundbefindlichkeiten eingeschränkt. In früherer Zeit war der Mensch durch die Jenseitsvorstellungen der großen Religionen der Todesangst weniger ausgeliefert.

Die Forderung nach dem natürlichen Tod schließt dessen metaphysischen Aspekt aus. Die moderne protestantische Lehre vom ganzen Tod hat sich von der bisher gültigen Vorstellung einer Unsterblichkeit der Seele gelöst – eine Vorstellung, die bei unterschiedlicher Argumentationslage auch im Katholizismus an Überzeugung und Eindeutigkeit verloren hat [37]. So scheinen die Begriffe vom natürlichen und vom ganzen Tod, in ihren Konsequenzen konvergierend, für den Menschen von heute keine tragfähige Antwort mehr bereitzuhalten auf seine über das Leben hinausgerichteten Fragen. Die von den traditionellen Vorstellungen zunehmend abstrahierenden theologischen Lehrmeinungen von der Auferstehung zwingen ihn immer stärker, nach dem Sinn des Daseins *nur* das Leben zu befragen. Man könnte dies auch so ausdrücken, daß dem modernen Menschen, wenn er nach einer sinnvollen Erfüllung seines Daseins Ausschau hält, die „Utopie Hoffnung" genommen ist.

Folgen wir Ariès, so war das in der Vergangenheit anders: „Der Mensch gegen Ende des Mittelalters (hatte) ein sehr geschärftes Bewußtsein davon, daß er ein Toter auf Abruf war, daß der Aufschub kurz bemessen war und der im Innern stets gegenwärtige Tod seine Bestrebungen zunichte machte und seine Freuden vergiftete. Und dieser selbe Mensch hatte eine leidenschaftliche Gier nach Leben." „Heute lernt er mehr oder weniger zeitig die Empfindung kennen, daß er gescheitert ist, daß sein Erwachsenenleben keines der Versprechen seiner Jugend eingelöst hat. Heute sehen wir aber unser vitales Scheitern und unsere Sterblichkeit nicht in Beziehung zueinander." – Dabei läßt diese Aussage offen, ob die andere Einstellung der Menschen vergangener Epochen überwiegend eine Frage der geringeren statistischen Lebenserwartung war oder ob mit dem Ausdruck „ein Toter auf Abruf" mehr und anderes gemeint ist als das bloße Wissen um die Wahrscheinlichkeit, daß ihm und seinen Weggefährten nur ein kurzes Leben gewährt sein würde. Man wird die Bedeutung der verlängerten Lebenserwartung in der Gegenwart, der dadurch bedingten viel seltener gewordenen *persönlichen* Erfahrung vom Sterben anderer sicher nicht unterschätzen dürfen – aber genügt sie zur Erklärung des von Ariès beschriebenen Wandels? Ist die Rückführung unseres unerfüllten Lebens auf das persönliche Scheitern nicht ebensosehr eine Folge der – mit der Lehre vom ganzen und natürlichen Tode erfolgten – Absage an die Denkmöglichkeit einer das Sterben überdauernden Existenz?

Die Welt von heute

Der moderne Mensch hat ein natürlicheres, offeneres Verhältnis zu seiner Endlichkeit. Diese Feststellung ist berechtigt, soweit sie sich auf die öffentliche Einstellung zum Sterben bezieht. Wohl niemals in der Neuzeit ist so intensiv über das Sterben, über Sterben als natürliches Ende des Lebens, gedacht und diskutiert worden. Auch Heidegger's Philosophie hat nicht in vergleichbarem Maße das Interesse der Öffentlichkeit geweckt. Es scheint gelungen, die Furcht vor dem Sterben zu vermindern, nachdem Sterbehilfen und Euthanasie die Hoffnung zulassen, daß dem Menschen die möglichen Schrecken des Sterbens erspart bleiben.

Haben diese Veränderungen in der Einstellung der Gegenwart aber auch das Lebensgefühl des einzelnen entlastet? Ist die Todesangst ausgelöscht, nachdem das Sterben weniger zu fürchten ist?

Die von uns erhobenen Befunde bei neurotischen Erkrankungen erlauben keine *positive* Antwort, sondern zeigen, daß Menschen in großer Zahl an der unbewältigten Angst vor dem Tode erkranken, an der Furcht zu sterben und an den Äquivalenten dieser Sorgen um die menschliche Vergänglichkeit [38]. Dabei ist es in diesem Zusammenhang weniger bedeutungsvoll, ob es sich bei den thanatophoben Neurosen, wie wir glauben nachweisen zu können, um die Folgen fehlverarbeiteter Endlichkeitsproblematik handelt [39]. Wichtig scheint uns auf jeden Fall die Tatsache, daß die Sorge um Sterben und Tod *zu dem beherrschenden Thema vieler Neurosen* gehört. Es ist weiterhin festzuhalten, daß sich diese Thematik im Verlaufe solcher Erkrankungen auf weniger elementare, meist nur einzelne Situationen und Bereiche betreffende Befürchtungen einengt. Der Gedanke liegt daher nahe, daß das, was im Verlauf einer thanatophoben Neurose als Verdrängungsprozeß abläuft, sich in der Situation der Gegenwart, überindividuell, widerspiegelt. Das läßt sich nicht unter Beweis stellen, nur die negative Aussage erscheint gesichert: Die „Verdrängung des Todes" aus dem öffentlichen Leben, die moderne Gesundheitsideologie, die intensiven Bemühungen um Sterbehilfen und die Aussicht auf ein leichtes Ende durch Maßnahmen der Euthanasie haben die Endlichkeitsängste nicht beseitigt [40].

Man könnte hier einwenden, das Endlichkeitsproblem neurotischer Menschen sei lediglich ein Relikt aus der Vergangenheit, sichtbar an „seelisch Labilen", während der psychisch Gesunde, dem Bewußtsein seiner Zeit entsprechend aufgeklärt, heute von diesen Sorgen weitgehend befreit zu leben vermag. Ein Blick auf die gegenwärtige Situation läßt dazu folgendes erkennen: Zu der Ausklammerung des Todes aus dem Bewußtsein der Gesellschaft ist die Forderung an die Medizin getreten, den Menschen vor einem qualvollen Sterben zu bewahren. Die immer weiter und heftiger vorangetriebenen Forderungen nach gesunder Lebensführung wie nach Euthanasie scheinen dafür zu sprechen, daß es für den modernen Menschen eher schwieriger geworden ist, seine Sterblichkeit zu akzeptieren. Was sich individuell in den thanatophoben Neurosen verrät, zeigt sich im Bewußtsein der Gesellschaft als Forderung nach einer Erlösung vom bewußten Sterben. Die Intensität, mit der dieses Thema die Öffentlichkeit beschäftigt, hinterläßt manchmal den Eindruck, als sei die Verwirklichung der Euthanasie für den Menschen der zweiten Hälfte des XX. Jahrhunderts bedeutsamer, als alles daran zu setzen, um eine Wiederholung der kaum überwundenen Katastrophen gewaltsamen Todes zu verhindern.

Das Studium menschlicher Grenzerfahrungen schließlich, die Triade aus Entfremdung, Erotik und Mystik, verweist uns darauf, daß dem Menschen auch kultur- und geschichtsunabhängige Möglichkeiten gegeben sind, Tod vorwegzunehmen, sich auf den Tod einzulassen. Gewiß sind diese flüchtigen Erfahrungen nur wenigen Menschen zugänglich. Sie sind aber grundsätzlich bedeutsam; denn lassen sie nicht Hoffnungen auf eine *willentliche, rationale* Einebnung der sich auf das Lebensende beziehenden Ängste a priori illusorisch erscheinen [41]? Je mehr die Enthängstigung unserer Sterblichkeit programmatisch in's Bewußtsein rückt, um so größer wird auch die Gefahr einer Scheinbewältigung und entsprechender „pragmatischer" Strategien, die Leiden des einzelnen unsichtbar zu machen und die Klage um ihn verstummen zu lassen.

Wie können wir als Sterbliche leben?

> *„Alles, was ich weiß ist, daß ich bald sterben werde, aber was der Tod selber ist, den zu vermeiden ich nicht wissen werde, das weiß ich am wenigsten."*
> B. Pascal

Wir gehen aus von einer einfachen Erfahrung: An den Tod zu denken, das Sterben eines anderen zu erleben, kann als tröstlich und beruhigend erlebt werden, als ein Zu-sich-Kommen, als befreiende Distanz von den kleinen Nöten des Alltags. Es kann aber auch Schrecken und Angst in uns hervorrufen, uns um unsere Sicherheit bringen, uns am Sinn unseres Lebens verzweifeln lassen. Wie können die gleichen Erfahrungen so unterschiedliche Auswirkungen haben? Warum erleben wir im einen Fall die Symbole des Todes und der Trauer als Zeichen der Einmaligkeit und d. h. der Bedeutung unseres persönlichen Lebens, erfahren sie als Hinweise auf die unwiederholbare Individualität des Menschen? Unser Dasein gewinnt dadurch, so könnte man es ausdrücken, seine spezifische Bedeutung: „Es ist uns ernst, wir werden ernst genommen, es geht letztlich um uns." Die Alternative zu dieser Einstellung ist die Furcht. Aus unserer Begegnung mit dem Sterben, aus unserer Beschäftigung mit dem Tod werden Signale des Bedrohtseins, der ständig wachsenden Gefahren, so daß Ruhe und Gelassenheit als Leichtfertigkeit erscheinen. Beide Erlebnisweisen schließen Zuwendung, Wahrnehmung, bewußtes Erleben ein. Grundsätzlich gibt es für den Menschen auch im Alltag seines Lebensweges die Möglichkeit, ein sich bedrohlich Ereignendes, ihm Zufallendes zu akzeptieren oder aber alle Abwehrkräfte dagegen zu mobilisieren. Dann wird Furcht, vergleichbar dem Schmerz, zum biologisch sinnvollen Signal. Wenn es aber nicht um die Bewältigung konkreter Gefahren geht, sondern – wovon hier die Rede ist – um die Konfrontation mit menschlicher Vergänglichkeit, um das Miterleben des Sterbens des anderen und um Gedanken an den

Tod, dann bewahrt nur das Annehmen und gerade nicht eine durch Furcht gesteigerte Abwehr unsere Fähigkeit, als Sterbliche zu leben [42].

Man kann diese alternativen Haltungen auch unter dem Aspekt des *Willens* betrachten. Jene – Gefahren abwehrende – Tatbereitschaft ist Ausdruck unseres Willens, in Zeit und Raum zu *über*leben; sie ist in ihrer Wachsamkeit außenorientiert. Was manchen Menschen in der Mystik widerfährt, ist Lösung aus den Bedingungen von Zeit und Raum. Sie stellt sich aber nur ein, wenn wir das, was mit Intentionalität, Tatbereitschaft, mit Willen im weitesten Sinne gemeint ist, hinter uns zu lassen vermögen. Das ist keine Passivität im Sinne duldender Unterwerfung, aber eine Befähigung zur Distanz von der Welt, eine autonome Ichhaftigkeit, die als reife Form des Narzißmus der Objektbeziehungen nicht bedarf und darum auch die Endlichkeit des Individuums zu akzeptieren imstande ist.

Die hier vorgenommene Differenzierung der Haltungen des Menschen im Bewußtsein seiner Sterblichkeit entspricht generell der Bedeutung von Angst und Furcht in der Existenzphilosophie, vor allem bei Kierkegaard und Heidegger. Dort wird die Angst zum entscheidend *positiven* Element für das Akzeptieren des Todes. So heißt es bei Kierkegaard: „Von der Endlichkeit kann man viel lernen, nur nicht das Angsthaben, außer in einem sehr mittelmäßigen und verderblichen Sinne. Wer aber in Wahrheit lernte, Angst zu haben, der wird gehen wie im Tanz, wenn die Ängste der Endlichkeit aufzuspielen beginnen und die Lehrlinge der Endlichkeit Verstand und Mut verlieren." Für Heidegger stellt sich die Unterscheidung in der Einstellung zur Endlichkeit etwa so dar: Es ist die Furcht vor dem Ableben, die die – den Menschen auszeichnende – Angst vor dem Tode nicht aufkommen läßt. „Das ‚man stirbt' verbreitet die Meinung, der Tod treffe gleichsam das Man... Das Man besorgt dergestalt eine ständige Beruhigung über den Tod (und) läßt den Mut zur Angst vor dem

Tod nicht aufkommen." Und weiter: „Das Sein zum Tode ist wesenhaft Angst, nicht feige Furcht, sie ist von den Illusionen des Man gelöste, ihrer selbst gewisse und sich ängstigende Freiheit zum Tode" [43].

Was in der Existenzphilosophie die uneigentliche, ausweichende Flucht und Furcht vor dem Tode genannt wird, meint jene Haltung, welche sich in den thanatophoben Neurosen als die – mit freiem, spontanem Handeln unvereinbare – einengende Furchtsamkeit vorfindet, als das „Sich-vor-allem-Ängstigen". Für die Psychologie und Psychopathologie gehen die Erfahrungen mit neurotischen wie mit sterbenden Patienten und die mehr soziologisch orientierten Untersuchungen über Einstellungen zu Sterben und Tod dahin, daß – neben der Polarität von Angst und Furcht – eine subtilere Differenzierung angemessen ist, um zur Endlichkeitsproblematik des *einzelnen* Zugang zu gewinnen. Je jünger der Mensch ist, je stärker zukunftsgerichtet er lebt, je mehr er sein Leben als eine einmalige Chance und Aufgabe ansieht, um so elementarer kann er Todesangst erleben, um so zwingender kann es daher für ihn werden, den Todesaspekt zu verleugnen. Alte Menschen dagegen fürchten das Sterben, auch und gerade wenn ihnen ihr gelebtes Leben im Rückblick sinnvoll erscheint. Im Dasein nur auf den Tod bezogenes Sein zu sehen, heißt die Vielfalt der Sorgen um die Endlichkeit ausschließlich auf die Dialektik Leben – Tod zu reduzieren.

Das Dilemma, dem sich der Mensch der Gegenwart in der Auseinandersetzung mit seiner Vergänglichkeit ausgesetzt fühlt, läßt sich in den folgenden drei Sätzen zusammenfassen:

> Der Tod ist das ganze, Leib und Seele umfassende, Ende;
> das Sterben ist nichts Besonderes, das es zu fürchten gilt;
> alle Menschen sind sterblich.

In der Vergangenheit hätte man dazu etwa die folgenden Aussagen machen können:

Der Tod ist eine andere Form der Existenz;
das Sterben ist die schreckliche Durchgangsphase zum Tode;
alle Menschen sind sterblich.

Das bedeutet, daß die unabänderliche Aussage über unsere Sterblichkeit heute in einem anderen Kontext steht. In der *Vergangenheit* trat zu dem Unwiederholbaren menschlichen Lebens und dem Ausnahmslosen des Sterbens die Hoffnung auf einen – sich im Sterben vollziehenden – Übergang in eine andere Existenz. *Heute* scheint das Sterblichkeitsbewußtsein isoliert [44]. Seine das Leben begleitende Beziehung zu Sterben und Tod, Sterblichkeit als „abwesende Anwesenheit" von Sterben und Tod im Leben ist dem Menschen verloren gegangen; denn nicht nur in Natur- und Geschichtswissenschaften, sondern auch in manchen Auffassungen der Theologie ist Sterben zu einem natürlichen Vorgang, Tod zum Ende der ganzen Person geworden.

Gibt es Wege, die aus diesem Dilemma herausführen? Sie können *nicht* darin bestehen, das Sterben wieder in's öffentliche Leben zurückzuführen und, wie Gorer meinte, neue säkulare Formen der Trauer einzuführen. Auch eine Glorifizierung des Sterbens als lebensimmanente Vollendung des Seins kann angesichts der Nöte unseres Lebens keine Hoffnung bedeuten. – Vielleicht gibt es zwei Ziele, die sich erwägen lassen. Anstelle der Euthanasie, die den Menschen zum Töten und Getötetwerden zurückbringt, sollte es eine Hilfe zum Sterben geben, welche sich nicht auf die unmittelbaren Bedürfnisse beschränkt, vielmehr die Endgültigkeit von Sterben und Tod im Bemühen, dem Leidenden beizustehen, nicht ausklammert. Für den Tod aber kann man nur eine Frage stellen: Würde die moderne Welt menschlicher werden, indem sie nicht seine Beseitigung, aber die Beseitigung seiner Totalität anstrebte? Gilt es, die Verbannung der Unsterblichkeit wieder rückgängig, Tod als eine andere Seinsweise wieder denkbar zu machen?

Anmerkungen

Eine zeitgeschichtliche Einführung

1. Die Zahlen über die eines gewaltsamen Todes Gestorbenen finden sich in der Publikation von Elliot.

2. Die wichtigste deutschsprachige Veröffentlichung über Selbsterfahrungen im Sterben stammt als autobiographische Mitteilung von Wiesenhütter.

3. Zur These vom „natürlichen Tod" s. H. Marcuse (1967): „Der Tod kann zum Wahrzeichen der Freiheit werden. Die Unvermeidlichkeit des Todes widerlegt nicht die Möglichkeit einer schließlichen Befreiung. Gleich den anderen Notwendigkeiten kann er vernünftig gestaltet werden – schmerzlos. Die Menschen können ohne Angst sterben, wenn sie wissen, daß das, was sie lieben, vor Elend und Vergessen bewahrt ist. Nach einem erfüllten Leben können sie es auf sich nehmen, zu sterben – zu einem Zeitpunkt ihrer eigenen Wahl" (S. 232).

Euthanasie

4. Zur Vorbereitung der T 4-Aktion: Am 15. 8. 1940 veranstaltete die Reichsarbeitsgemeinschaft der Heil- und Pflegeanstalten auf Einladung von Professor Heyde, damals Direktor der Nervenklinik Würzburg, eine Sitzung, die als Vorbesprechung für die Durchführung des Erlasses zur „Vernichtung lebensunwerten Lebens" gedacht war. G. Ewald, Direktor der Univ.-Nervenklinik und der Provinzial-Heil- und Pflegeanstalt Göttingen, verließ als einziger der Geladenen die Sitzung und wandte sich am 21. 8. 1940 in einem Brief an den damaligen Reichsgesundheitsführer, mit einer ausführlichen Stellungnahme zu den geplanten Maßnahmen. Wir zitieren daraus: „Angst und Mißtrauen werden in der Bevölkerung Platz greifen, denn das Leben ist für den Alltagsmenschen der höchste Wert. Man wird Lebensbedrohung wittern, auch wo kein Mensch an so etwas denkt. Schon das weit harmlosere Sterilisationsverfahren hat trotz aller Auf-

klärung und trotz einleuchtendster Notwendigkeit zu Unruhe und unsinnigen Vorstellungen geführt: „Wer in die Nervenklinik kommt, wird sterilisiert"; nun wird es heißen: „Wer in die Heilanstalt kommt, wird getötet." – „Ich kann aber nicht einen Beruf wählen, bei dem es zum täglichen Geschäft gehört, einen Kranken um seiner Krankheit willen zu beseitigen, nachdem er oder seine Angehörigen mich vorher vertrauensvoll und hilfeheischend aufgesucht haben" (Unveröffentlicht).

5. Welche Bedeutung *darwinistischen* Gedankengängen vor und nach der Jahrhundertwende zukam, soll noch an zwei Beispielen belegt werden. In seinem Buch „Von Darwin bis Nietzsche" schreibt Tille (1895): „Es bleibt nur noch übrig, das Erbrecht aufzuheben und dadurch allen Lohn an die Leistung anzuknüpfen, den Krieg als eine Form von Ausscheidung der Tüchtigsten abzuschaffen und allen erblich Kranken die Ehe zu verbieten – und die störenden Gewalten sind aus der reinen Auslese der Tüchtigsten ausgeschieden, und dieselbe kann rein vor sich gehen und die Menschengattung zu höchster Vollendung führen... Allerdings vermehrt die therapeutische Medizin heute die Krankheit und das Elend in der Welt." (S. 86 u. 140.) – Von dem bekannten deutschen Gynäkologen A. Hegar erschien 1911 eine Arbeit mit dem Titel „Die Wiederkehr des Gleichen und die Vervollkommnung des Menschengeschlechts". Darin heißt es: „Eine Vervollkommnung des Menschengeschlechts läßt sich, nach dem heutigen Standpunkt unseres Wissens, am besten dadurch herbeiführen, daß Individuen mit ererbten schlechten Eigenschaften der Vernichtung anheimfallen oder keine Kinder erzeugen..." (S. 78). Hegar fügt hinzu: „Die Tötung, welche wir bei den ethisch mangelhaft ausgestatteten Personen für gerechtfertigt halten, widerstrebt bei dieser zweiten Kategorie (der Kranken) unserem Gefühl" (S. 82).

6. Eine Umfrage des Allensbacher Instituts für Demoskopie 1973 ergab, daß in der erwachsenen Bevölkerung 53% den „Tod auf Verlangen" und 38% die Tötung psychisch Kranker befürworteten. Die Frage zu letzterem lautete: „Es gibt ja immer wieder Menschen mit schweren geistigen Schäden, die praktisch dazu verurteilt sind, das ganze Leben lang dahinzudämmern... Wären Sie dafür oder dagegen, daß Ärzte in solchem Fall das Leben des Kranken beenden können" (Tennstädt)?

Zur Phänomenologie des Lebensendes

7. „Tod" ist kein Gegenstandsbegriff, sondern ein Beziehungsbegriff; „Tod" ist ohne sein Gegenteil „Leben" nicht denkbar.
8. Zum Jetzt im Leben heißt es bei E. Husserl: „Das wache Bewußtsein, das wache Leben ist ein Entgegenleben, ein Leben vom Jetzt dem neuen Jetzt entgegen" (S. 458).
9. Über die Unfähigkeit des Menschen, sich den eigenen Tod zu vergegenwärtigen, heißt es bei Schopenhauer: „Man versuche nämlich, sich die keinen Falls gar ferne Zeit, die man gestorben seyn wird, lebhaft zu vergegenwärtigen. Da denkt man sich weg und läßt die Welt fortbestehen: aber bald wird man, zu eigener Verwunderung, entdecken, daß man dabei noch dawar. Denn man hat vermeint, die Welt ohne sich vorzustellen: allein im Bewußtseyn ist das Ich das Unmittelbare, durch welches die Welt erst vermittelt, für welche allein sie vorhanden ist. Dieses Centrum alles Daseyns, diesen Kern aller Realität soll man aufheben und dabei dennoch die Welt fortbestehen lassen: es ist ein Gedanke, der sich wohl in abstracto denken, aber nicht realisieren läßt ... Das Resultat ist eigentlich dies: die Zeit, da ich nicht seyn werde, wird objektiv kommen: aber subjektiv kann sie nicht kommen" (S. 571).

Mit *„Widersprüchlichkeit der Todeserfahrung"* ist gemeint: Ich weiß, daß ich sterben werde, aber ich vermag meinen Tod mir nicht zu vergegenwärtigen. Und ich weiß auch, daß die Welt weitergeht, aber ich vermag nicht, meine Welt als fortbestehend zu antizipieren.

Ich weiß, daß ich sterben werde. Das bedeutet, daß ich den Tod als Realität, die auch mich betrifft, als datierbares Ereignis wie den Tod eines anderen mir vergegenwärtigen kann. Jedoch als eigene Wirklichkeit, als etwas meinem Erleben Zugängliches, vermag ich *meinen* Tod nicht zu antizipieren; denn in diesem Sinne ist mein Tod das Zeit-Ende und nicht ein Enden in der Zeit. – Ich weiß, daß die Welt weitergeht. Das bedeutet, daß die Welt – als intersubjektiv gemeinsame Welt für mich verbürgt – nicht mit meinem Tode zu bestehen aufhört. Aber die Welt (und mit ihr die Zeit) endet, insofern sie *meine* Welt, d. h. die von mir als Subjekt „gehabte" Welt ist (Edwards, 1967). Zwar kann sich der (sterbliche) Mensch in die Situation des Überlebenden hineinversetzen, er kann versuchen, „Anteil zu nehmen an einer Zeit, die ihm nicht mehr zu-kommt ... Doch spüren wir, wie wenig solche imaginativen Veranschaulichungen wiegen" (Fink).

Die Unvorstellbarkeit des persönlichen Todes und die Lehren von der Unsterblichkeit

10. Über den inneren Zusammenhang zwischen dem Unsterblichkeits-Gedanken und der Auffassung vom Tode als Nichtung des Lebens: „So verknüpft sich mit dieser Anschauung von der absoluten Lebensfremdheit des Todes der Gedanke einer durch das Wesen des Lebens selbst verbürgten Unsterblichkeit über das wirkliche physische Leben hinaus" (Plessner, S. 147).

11. Über die *platonische* Todesauffassung, wie sie uns etwa im Dialog Phaidon – unter Hinweis auf den Tod des Sokrates – entgegentritt, bemerken O. Kaiser und E. Lohse: „Aber im Sterben gelangt der Mensch erst zu seinem Ziel, weil nun die Seele in die Unsterblichkeit eingeht, für die sie bestimmt ist. Diese Überzeugung lebt als starke Hoffnung im Menschen. Phaidon 114 cd. Sie erfüllt ihn und trägt ihn durch die schweren Stunden des Lebens hindurch. Glaubt er an die Unsterblichkeit der Seele, so wird er den Tod nicht fürchten. Er wird vielmehr sein Leben so gestalten, daß die Seele ihrer wahren Bestimmung folgt und sein Wirken und Handeln bis zum letzten Augenblick leitet."

12. Zum Bedürfnis des Menschen nach einem Fortexistieren nach dem Tode: „Der Tod als definitiv vernichtend verstanden, der physische Tod verstanden als umfassende Negation unserer gesamten Existenz, ist nur der Widerschein eines verzweifelten Unglaubens und eine Negierung der Person durch sich selbst. Wenn die Menschennatur des Fortlebens bedarf, so ist das weder aus Egoismus noch aus Laune, noch aus irgendeinem historischen Atavismus abzuleiten. Dies Bedürfnis selbst bezeugt die ontologische Verfassung der Person" (Landsberg, S. 45).

13. Die besondere Situation des modernen Christentums zeigt sich in E. Benzs Studie „Die Todesvorstellungen der großen Religionen", in der es eingangs über den Menschen allgemein heißt: „Der Mensch akzeptiert von Anfang an den Tod nicht als Ende, sondern nur als einen Wandel seiner Seins- und Lebensbedingungen, und die Anschauung von der Seele als dem Element, das Träger dieses Weiterlebens, dieses Über-sich und Über-den-Tod-hinaus ist, ist das auffälligste Zeichen dafür." (S. 150.) Zum christlichen Todesverständnis zitiert B. dann aus dem dritten der „Drei Gespräche" des russischen Religionsphilosophen W. Solowjew: „Ohne den Glauben an die wirkliche, geschehene Auferstehung des Einen und ohne die Erwartung der künftigen Auferstehung aller kann man nur in schönen Worten von

irgendeinem Reich Gottes reden, in Wirklichkeit ist es doch nur ein Reich des Todes" (S. 160).

14. Vom *Ganzheits*aspekt in Abhebung von der Unsterblichkeit der Seele sagt Breuning: „Daß der Mensch *als ganzer* in seinem Tod Gott konfrontiert wird und *bleibt*, ... schließt ... eine tiefergreifende Umgestaltung unserer Existenzweise ein, als das einer Anthropologie bewußt sein konnte, welche die Kontinuität viel leichter mit der vermeintlichen relativen Unveränderlichkeit der Seele verbinden konnte" (S. 882).

Grenzsituationen des Daseins

15. Mit „Entfremdung" ist hier ausschließlich das *psychopathologische* Phänomen gemeint. Die moderne Verwendung dieses Begriffes, etwa im soziologischen oder theologischen Bereich, würde die Annahme einer Zugehörigkeit zu anderen menschlichen Grenzerfahrungen in Erotik und Mystik ausschließen.

16. Über die Beziehung von Liebe und Tod s. O. Rank: „... auch im Sexualakt selbst ist die Todesähnlichkeit, ja Todesnähe unverkennbar. Der Sexualakt bedeutet ... ein Abgeben (eines Ichteils), ein Hingeben, ja mitunter ein sich gänzlich Verlieren" (S. 45).

17. 1895 erschien „Le Chemin de Paradis" von Ch. Maurras, in dessen Erzählung „La Bonne Mort" sich eine – wohl als morbid zu bezeichnende – Mischung von Erotik, Religiosität und Todessehnsucht etwa in dem folgenden Satz ausdrückt: „Ich kannte wirkliche Anhänglichkeit nur den Stätten gegenüber, wo man im Frieden des Todes träumt, den Kirchen, den Betten des Schlafs und der Liebe" (Zitiert n. Ariès, S. 113).

18. In manchen okkulten Praktiken spielt die Beziehung zwischen Sexualität und Tod – häufig mit einer deutlich sadistischen Komponente – eine zentrale Rolle, etwa bei Crowley („the most favourable death is that occurring during orgasm"), zit. nach Grant.

19. Zur Ambivalenz der Erfahrungen in der sexuellen Vereinigung bemerkt D. Wyss: „Angst und das Streben nach Auflösung des eigenen Ichs im anderen sind an ihrer Wurzel miteinander engstens verbunden" (S. 90).

20. Bei H. Deutsch findet sich ein charakteristischer Erlebnisbericht einer Patientin. Sie hatte während des Orgasmus „the impression that she was not herself. She felt as though she were living in a different world, as though in heaven" (S. 109).

21. Weitere Beispiele bei S. Keiser, W. Reich und vor allem L. A. Spiegel.

22. Über die Kennzeichen mystischer Erfahrungen s. auch die Arbeit von R. Wolf mit Beispielen aus der Neuzeit.

23. Aus *Meister Eckehart* ein Beispiel für das, was unter dem „mystischen Tod" verstanden wird: „Und in solcher Entnommenheit nimmt uns allein die Liebe, die stark ist wie der Tod: und tötet den Menschen in seinem Ich und scheidet die Seele vom Leibe ... Und damit scheidet sie sich überhaupt von dieser Welt und fährt dahin, wohin sie es verdient hat. Und wohin hat sie anders verdient hinzufahren, als in Dich, o ewiger Gott, da Du ihr Leben sein mußt um dieses Sterben durch die Liebe" (S. 283).

24. Zum Tantrismus s. die Studien von Lauf und von Rawson.

25. Die englische Übersetzung der Textstelle aus Plutarch lautet im Zusammenhang: „This we say that the soul that has passed thither is dead having regard to its complete change and conversion. In this world it is without knowledge, except when it is already at the point of death; but when that time comes, it has an experience like that of men who are undergoing initiation into great mysteries."

Entfremdung, Erotik und Mystik als Antizipationen des Todes

26. Auch in der mystischen Erfahrung geht es um die Überwindung der Diskontinuität. So sagt Meister Eckehart von der Natur – diese mit der Seele vergleichend: „Die verborgene Kraft der Natur haßt insgeheim *Ähnlichkeit,* genauso wie Fremdheit, sofern auch sie noch in sich trägt *Unterschied* und *Zweiung!* Und sucht in ihr das *Eine,* daran allein ihr dabei liegt" (S. 227).

Narzißmus und Vergänglichkeit

27. Balint beschreibt solche narzißtischen Grenzerfahrungen: „Obgleich der einzelne in allen diesen Augenblicken allein mit sich

selbst ist und den Eindruck einer narzißtischen Abwehr erweckt, ist diesen Zuständen doch ein grundlegendes Moment gemeinsam. In diesen kurzen Augenblicken erlebt er, daß alle Disharmonie in der Welt aufgehört hat, daß er und die ganze Welt miteinander in einem ungestörten gegenseitigen Verstehen vereinigt sind, in einer völlig harmonischen, sich gegenseitig durchdringenden Verschmelzung" (S. 91).

Das Sterben des anderen

28. Zu Rückerts Kindertotenliedern heißt es in Gerlachs Essay: „Rückert war des Glaubens gewesen, der Mensch sei zu zeitlosem, ewigem Glück geboren; daher waren dauernder Wechsel und Tausch des Gleichgültigen die Formprinzipien dieses Gedichts, das die Erhobenheit des Menschen pries und verklärte. Nachdem Dunkelheit hereingebrochen und die Sonne in Rükkerts Welt, die Idee der zeitlosen Liebe, untergegangen war, hatte sich der Sinn verkehrt. Die Sprache stimmte nicht mehr" (S. 14).

29. Von der Weise, wie das Sterben des anderen erlebt wird, bemerkt Landsberg: „Dieser ‚Jedermann' stirbt jedesmal, indem mein Nächster seines einzigartigen Todes stirbt" (S. 29).

Thanatophobe Neurosen

30. Beispiele für „anniversary syndromes" finden sich bei Hilgard et al.

Zu Genese und Verlauf

31. Abwehroperationen verwandter Art findet man öfter bei Tierphobien, bei denen unerträgliche unbewußte Ängste, z. B. vor einem geliebten Objekt, auf ein Tier verschoben werden, um so rational faßbar und bekämpfbar zu werden.

Zwang und Sucht

32. Rado beschreibt die bewußte und unbewußte Einstellung des Süchtigen zum Tode folgendermaßen: „... his unconscious mind thus drives him to selfdestruction by means of the drug; his conscious mind does not object because it believes that nothing can happen to him. Under the sway of its primordial self,

the organism can unconcernedly behold its own march to death" (S. 264).

Das Sterben

33. Die Diktion, der man sich in der modernen Euthanasie-Diskussion heute bedient, läßt sich aus einem Beitrag von M. Kohl a. P. Kurtz entnehmen, der „a plea for beneficient euthanasia" betitelt ist. Darin heißt es: „We appeal to the enlightened public opinion to transcend traditional taboos and to move in the direction of a compassionate view towards needless suffering in dying" (Kohl [ed]; S. 233 – 238).

Der Tod

34. Wie weit auch im Katholizismus die Vorstellung von der Unsterblichkeit der Seele im Sinne individueller Kontinuität zur Diskussion steht, deutet sich bei Rahner im „Grundkurs des Glaubens" in folgender Weise an: „Wir dürfen die Existenz, die aus dem Tod entsteht, nicht als ein bloßes ‚Weiterdauern' verstehen in jener eigentümlichen Gestreutheit und unbestimmten, immer neu bestimmbaren und somit eigentlich leeren Offenheit des Daseins" (S. 266).

35. Ein anderes Beispiel für die gegenwärtige Diskussion enthält der Holländische Katechismus. Dort heißt es: „Der Tod ist radikal, ... der ganze irdische Mensch verfällt dem Tode. Hierin haben diejenigen recht, die ein Weiterleben nach dem Tode nicht annehmen: das Sterben bedeutet das Ende des ganzen Menschen, so wie wir ihn kannten." (S. 521.) „In früheren Zeiten hat man eine Lösung gesucht in der Vorstellung vom Tode als einer Trennung von Leib und Seele. Nach dem Tode, so stellte man es sich vor, lebt die Seele getrennt vom Leibe weiter, während der Leib selbst zerfällt ... Wir müssen es heute anders ausdrükken, und zwar gerade, um den Aussagen der Schrift gerecht zu werden" (S. 524).

36. Zu dieser Diskussion, vor allem auch zu der Auffassung von Greshake u. Lohfink, bemerkt Ratzinger sehr pointiert: „Mit einem so vertrackten hermeneutischen Flickwerk, das voller logischer Risse und Sprünge ist, können Theologie und Verkündigung auf Dauer nicht arbeiten. Man sollte danach trachten, möglichst schnell ein Denken zu verabschieden, das die Verkündigung sprachlos macht."

37. O. Cullmann über die Lehre von der Unsterblichkeit der Seele in der Gegenwart: „Wenn wir heute einen Durchschnittsmenschen, sei er Protestant oder Katholik, Intellektueller oder nicht, fragen, was das Neue Testament über das individuelle Los des Menschen nach dem Tode lehre, so werden wir, von wenigen Ausnahmen abgesehen, die Antwort erhalten: ‚*Die Unsterblichkeit der Seele.*‘ In dieser Form ist diese Meinung jedoch eine der größten *Mißverständnisse* des Christentums" (S. 128).

Die Welt von heute

38. E. Becker sieht den Zusammenhang zwischen Neurosenentstehung und Unsterblichkeitsvorstellungen so: „Was so typisch für unser heutiges Leben ist, ist das Versagen aller traditionellen Unsterblichkeitsideologien, mit denen der Mensch seinem Streben nach Selbstverewigung und Heroismus immer wieder neuen Auftrieb gibt. Heute ist die Neurose deshalb zu einem so überwältigenden Problem geworden, weil für die heroische Verklärung des Menschen keine überzeugenden Schauplätze mehr vorhanden sind" (S. 281).

39. In diesem Zusammenhang sollte man sich an Schleiermacher erinnern: „Was aber die Unsterblichkeit betrifft, so kann ich nicht bergen die Art, wie die meisten Menschen sie nehmen und ihre Sehnsucht danach ist ganz irreligiös, dem Geist der Religion zuwider, ihr Wunsch hat keinen anderen Grund als die Abneigung gegen das, was das Ziel der Religion ist" (S. 72).

40. Ähnlich wie Becker argumentiert Rank, indem er die Neurose als einen individuellen Heilungsversuch bezeichnet „gegen das Erzübel der Menschheit, die Todesangst, die durch die kollektiven Mittel früherer Zeiten nicht mehr kuriert werden kann" (S. 44).

41. Über die anthropologische Bedeutung des Todes für das Leben s. P. Gorsen: „Die Substraktion des Todes dem Leben zuliebe kann diesem unmittelbar nicht gerecht werden. Mit ihr macht sich die Metaphysik des Lebens eigenhändig den Garaus" (S. 179).

Wie können wir als Sterbliche leben?

42. Die folgenden Zitate aus Vergangenheit und Gegenwart sind Beispiele für den Umgang des einzelnen mit seiner Endlichkeit.

Sie bedeutete für den mittelalterlichen Menschen Schicksalsgemeinschaft; sie ließ den Menschen der Aufklärungszeit gewahr werden, daß sein Leben zugleich Vorbereitung auf die Ewigkeit sein müsse; der Mensch der Gegenwart vermag seine Endlichkeit anzunehmen, sich seinem Enden zu überlassen, indem er sich aus den Verpflichtungen und Bindungen an das alltägliche Leben löst.

>>„Ich gehe sterben.
>>Nichts ist so gewiß wie der sichere Tod,
>>weiß auch niemand Stunde noch Frist.
>>Ich gehe sterben.
>>
>>Ich gehe sterben,
>>Staub, endlich zerfallend zu Staub,
>>endend nach dem Gesetz, nach dem ich begann.
>>Ich gehe sterben.
>>
>>Ich gehe sterben.
>>Anderen folge ich nach. Mir folgen andere.
>>Weder der erste bin ich noch auch der letzte.
>>Ich gehe sterben."

Mittelalterlicher Totentanz
(aus Rosenfeld, S. 323)

„Wenn nun die Seele an den Eingang der Ewigkeit wird gekommen seyn, so wird sie wohl finden, daß auch ... Vernunft, und alles Verlangen, welches daraus entstanden, jetzo weiter nichts tauge. *Der Wandersmann hat sich auf dem Wege klüglich aufgeführet / keine Unruhe unter den Gefährten gestiftet / keinen Diebstahl begangen / Eintracht befördert / die kürzesten Straßen ausfündig gemacht /* und was dergleichen Wegtugenden mehr sind.
Allein er hat auf dem Wege nicht an die Heimath gedacht."

Canzen 1746, S. 454

>„Alles geht mich nichts mehr an,
>nur noch dies: bei Zeiten
>wie ein leichter schmaler Kahn
>in den Tod zu gleiten."

Aus einem Gedicht „Grabmal einer
jungen Frau im Louvre"
von Kurt Schneider
(nach pers. Mitt. von Müller-Suur).

43. Siehe hierzu die kritische Auseinandersetzung mit Heideggers Thesen über den Tod von Edwards.

44. Die fortbestehende Gültigkeit der Aussage „alle Menschen sind sterblich" läßt uns auch verstehen, daß nach Ariès „der Totenkult heute zur einzigen religiösen Äußerung geworden ist, die Gläubigen und Ungläubigen aller Konfessionen gemeinsam ist" (S. 49).

Literaturverzeichnis

Adorno, Th. W.: Jargon der Eigentlichkeit. Frankfurt: Suhrkamp 1964
Albrecht, C.: Psychologie des mystischen Bewußtseins. Bremen: Schünemann 1951
Albrecht, C.: Das mystische Erkennen. Bremen: Schünemann 1959
Albrecht, C.: Das mystische Wort. A. Fischer-Barnicol, Herausg. Mainz: Grünewald 1974
Alfrink, B. (ed.): Glaubensverkündigung für Erwachsene. Deutsche Ausgabe des holländischen Katechismus. Nijmegen-Utrecht: Dekker u. van de Vegt N. V. 1968
Améry, J.: Über das Altern. Stuttgart: Klett 1971
Amiel, H. F.: Tagebücher. In: Die Fruchtschale IV. München, Leipzig: Piper 1905
Arendt, H.: Vita activa oder vom tätigen Leben. München: Piper 1960
Argelander, H.: Der Flieger. Frankfurt: Suhrkamp 1972
Ariès, Ph.: Studien zur Geschichte des Todes im Abendland. München: Hanser 1975
Arndt, J. u. Scheffler, W.: Organisierter Massenmord an Juden in nationalsozialistischen Vernichtungslagern. Politik u. Zeitgeschichte *19*, 8 – 22 (1976)
Balint, M.: Die Urformen der Liebe und die Technik der Psychoanalyse. Bern, Stuttgart: Klett 1966
Balint, M.: Therapeutische Aspekte der Regression. Stuttgart: Klett 1970
Bataille, G.: Der heilige Eros. Darmstadt, Neuwied: Luchterhand 1963
Becker, E.: Die Dynamik des Todes. Olten: Walter 1976
Benz, E.: Die Todesvorstellungen der großen Religionen. In: Was ist der Tod? München: Piper 1967
Binding, K. u. Hoche, A.: Die Freigabe der Vernichtung lebensunwerten Lebens. Leipzig: Meiners 1920
Bloch, E.: Das Prinzip Hoffnung. Frankfurt: Suhrkamp 1959
Bonaparte, M.: L'identification d'une fille à sa mère morte. Rev. Franç. Psychoanal. *2*, 541 – 565 (1928)

Bonaparte, M.: Time and the Unconscious. Intern. J. Psycho-Analysis *21*, 427 – 468 (1940)
Boros, L.: Mysterium Mortis. 3. Aufl. Olten, Freiburg: Walter 1964
Breuning, W.: Systematische Entfaltung der Eschatologie. In: Feiner, J. u. Löhrer, M.: Mysterium Salutis *V.* Zürich, Einsiedeln, Köln: Benziger 1976
Bron, B.: Drogenabusus und Suizidalität. Schweiz. Arch. Neur. Psychiat. *118,* 73 – 94 (1976)
Buber, M.: Ekstatische Konfessionen. Jena: Diederichs 1949
Canzen, I. G.: Überzeugender Beweis aus der Vernunft von der Unsterblichkeit sowohl der Menschen Seele insgemein als besonders der Kinder-Seelen. Tübingen: Cotta 1746
Caruso, I. A.: Die Trennung der Liebenden. Bern, Stuttgart: Huber 1968
Cullmann, O.: Unsterblichkeit der Seele und Auferstehung der Toten. Theol. Zeitschr. *12,* 126 – 156 (1956)
Deutsch, H.: The Psychology of Women Bd. 2. 6. Aufl. New York: Grune a. Stratton 1945
Edwards, P.: "My Death". In: Edwards, P. (ed.): Encyclopedia of philosophy, London 1967
Edwards, P.: Heidegger on death. Monist monograph Nr. I. La Salle, Ill.: The Hegeler Institute 1979
Ehrhardt, H.: Euthanasie und Vernichtung „lebensunwerten Lebens". Stuttgart: Enke 1965
Eliade, M.: Schamanismus und archaische Ekstasetechnik. Zürich, Stuttgart: Rascher 1957
Eliade, M.: Mythen, Träume und Mysterien. Salzburg: O. Müller 1961
Elliot, G.: The Twentieth Century Book of the Dead. London: Allen Lane Pinguin Press 1972
Erikson, E. H.: Identity, Youth and Crisis. New York: Norton 1968
Eser, A.: Der manipulierte Tod? Möglichkeiten und Grenzen der Sterbehilfe aus rechtlicher Sicht. In: Schwardtländer, J. (ed.): Der Mensch und sein Tod. Göttingen: Vandenhoeck u. Ruprecht 1976
Eser, A.: Lebenserhaltungspflicht und Behandlungspflicht in rechtlicher Sicht. In: Auer, A., Menzel, H. u. Eser, A. (eds.): Zwischen Heilauftrag und Sterbehilfe. Köln: Heymanns 1977
Ewald, G.: Stellungnahme zur „Voreinführung eines schon bereitliegenden und nach dem Krieg für die Veröffentlichung bestimmten Gesetzes zur Vernichtung lebensunwerten Lebens" (unveröffentlicht)
v. Ferber, Chr.: Soziologische Aspekte des Todes. Ev. Ethik *7,* 338 – 360 (1963)

Fichtner, G.: Die Euthanasiediskussion in der Weimarer Republik. In: Eser, A. (ed.): Suizid und Euthanasie. Stuttgart: Enke 1976

Fink, E.: Metaphysik und Tod. Stuttgart-Berlin-Köln-Mainz: W. Kohlhammer 1969

Fletcher, J.: Ethics and euthanasia. In: Williams, R. H. (ed.): To live and to die: when, why, and how. Berlin-Heidelberg-New York: Springer 1973

Freud, S.: Zeitgemäßes über Krieg und Tod. Bd. X. London: Imago Publ. 1940

Freud, S.: Zur Einführung des Narzißmus. Bd. X. London: Imago Publ. 1940

Freud, S.: Angst und Triebleben. Bd. XV. London: Imago Publ. 1940

Fromm-Reichmann, F.: Loneliness. Psychiatry 22, 1 – 15 (1959)

Fuchs, W.: Todesbilder in der modernen Gesellschaft. Frankfurt: Suhrkamp 1969

v. Gebsattel, E.: Zur Frage der Depersonalisation. Nervenarzt 10, 169 – 178 u. 248 – 257 (1937)

Gerlach, R.: Mahler, Rückert und das Ende des Liedes. Jb. Staatl. Institut f. Musikforschung 1975, S. 7 – 45

Giese, B.: Das Würde-Konzept. Berlin: Duncker u. Humboldt 1975

Gorer, G.: Death, grief and mourning in contemporary Britain. London: Cresset Press 1965

Gorsen, P.: Zur Phänomenologie des Bewußtseinsstroms. Bonn: Bouvier 1966

Grant, K.: Aleister Crowley and the hidden God. London: Frederik Muller Limited 1973

Greshake, G. u. Lohfink, F.: Naherwartung – Auferstehung – Unsterblichkeit. Freiburg, Basel, Wien: Herder 1975

Gruhle, H. W.: Verstehende Psychologie. 2. Aufl. Stuttgart: Thieme 1956

Grunberger, B.: Vom Narzißmus zum Objekt. Frankfurt: Suhrkamp 1976

Hahn, A.: Einstellungen zum Tode und ihre soziale Bedingtheit. Stuttgart: Enke 1968

Hampe, H. Chr.: Sterben ist doch ganz anders. Stuttgart, Berlin: Kreuz Verlag 1975

Hegar, A.: Die Wiederkehr des Gleichen und die Vervollkommung des Menschengeschlechts. Arch. f. Rassen- u. Gesellschaftsbiologie 8, 72 – 85 (1911)

Heidegger, M.: Sein und Zeit, Halle: Niemeyer 1927

Hilgard, J. R., Newman, M. F. a. Fisk, F.: Strength of adult ego following childhood bereavement. Am. J. Orthopsychiat. 30, 778 – 798 (1960)

Hildegard von Bingen: Wisse die Wege. Salzburg: O. Müller 1954

Hildegard von Bingen: Briefwechsel. Fuhrkötter, A. (Hrsg.), Salzburg: O. Müller 1966
Hofer, G.: Der Tod in der naturvolklichen Lebenswelt. Confin.psychiat. *9*, 93 – 114 (1966)
Hofmeier, J.: Die heutige Erfahrung des Sterbens. Concilium *10*, 235 – 240 (1974)
Husserl, E.: Zur Phänomenologie des inneren Zeitbewußtseins. Jb. f. Philosophie und phänomenologische Forschung. Bd. 9. Halle: Niemeyer 1928
Janet, P. et Raymond, F.: Les obsessions et la psychasthenie. Paris: Alcan 1903
Jost, A.: Das Recht auf den Tod. Göttingen: Dieterich'sche Verl.-buchh. 1895
Josuttis, M. u. Leuner, H. (eds.): Religion und die Droge. Stuttgart: Kohlhammer 1972
Jüngel, E.: Tod. Stuttgart, Berlin: Kreuz-Verlag 1971
Jüngel, E.: Der Tod als Geheimnis des Lebens. In Schwartländer, J. (ed.): Der Mensch und sein Tod. Göttingen: Vandenhoeck u. Ruprecht 1976
Jung, C. G.: Seele und Tod. Ges. Werke VIII. Zürich, Stuttgart: Rascher 1967
Jung, C. G.: Psychologischer Kommentar zum Bardo Thödol. Ges. Werke XI. Zürich, Stuttgart: Rascher 1963
Kaiser, O., u. Lohse, E.: Tod und Leben. Stuttgart, Berlin, Köln, Mainz: Kohlhammer 1977
Kaplan, Ph.: Die drei Pfeiler des Zen. Weilheim: O. W. Barth 1972
Keiser, S.: On the psychopathology of orgasm. Psychoanal. Quart. *16*, 378 – 390 (1947)
Kierkegaard, S.: Der Begriff der Angst. In: Philosophisch-theologische Schriften 2. Köln, Olten: Hegner 1957
Kimura, B.: Zur Phänomenologie der Depersonalisation. Nervenarzt *34*, 391 – 397 (1963)
Kisker, K. P.: Mit den Augen eines Psychiaters. Stuttgart: Enke 1976
Kohl, M. (ed.): Benificient euthanasia. Buffalo: Prometheus Books 1975
Kohut, H.: Formen und Umformungen des Narzißmus. Psyche *20*, 561 – 678 (1966)
Koselleck, R.: Kriegerdenkmale als Identitätsstiftungen der Überlebenden. In: Poetik und Hermeneutik, Bd. 8. München: Fink 1978
Krauss, P.: Der ersehnte Tod. Stuttgart: Radius 1976
Krishaber: De la névropathie cérébrocardiaque. Gaz. Sci. méd. Bordeaux (1872)

Kübler-Ross, E.: Interviews mit Sterbenden. GTB 71
Kunz, H.: Zur Anthropologie der Angst. In: v. Ditfurth, H. (ed.): Aspekte der Angst. Stuttgart: Thieme 1965
Landsberg, P. L.: Die Erfahrung des Todes. Luzern: Vita Nova 1937
Lauf, D. I.: Das Bild als Symbol im Tantrismus. München: Moos 1973
Lauter, H., Meyer, J. E.: Mercy killing without consent. Historical comments on a controversial issue. Acta Scand. Psychiatr. (im Druck)
Lifton, R. J. a. Olson, E.: Living and dying. New York-Washington: Praeger Publ. 1974
Loeuw, van der G.: Phänomenologie der Religion. 3. Aufl. Tübingen: Mohr 1970
Marcuse, H.: The ideology of death. In: Feifel, H. (ed.): The meaning of death. New York, Toronto, London: McGraw Hill Book 1959
Marcuse, H.: Triebstruktur und Gesellschaft. Frankfurt: Suhrkamp 1967
Meister Eckehart: Schriften. Übers. von H. Büttner. Jena: Diederichs 1943
Meyer, J. E.: Die Entfremdungserlebnisse. Stuttgart: Thieme 1959
Meyer, J. E.: Tod und Neurose. Göttingen: Vandenhoeck u. Ruprecht 1973
Meyer, J. E.: Über das Trauern um Vermißte. Arch. f. Psychiatr. *230*, 91 – 101 (1981)
Mitscherlich, A. u. Mielke, F.: Medizin ohne Menschlichkeit. 2. Aufl. Frankfurt, Hamburg: S. Fischer 1960
Moltmann, J.: Theologie der Hoffnung. München: Kaiser 1964
Moody, R. A.: Life after Life. New York: Bantam Books 1977
Müller-Suur, H.: Strukturell-analytische Gesichtspunkte zur suizidalen Situation. Arch. Psychiat. Nervenkr. *219*, 357 – 367 (1974)
Müller-Suur, H.: Bedeutung (Wahrheitswert), Sinn (Erkenntniswert) und Problembezüge des Satzes: „Dieser Mensch wird in Kürze sterben." Med. Klinik *73*, 807 – 812 (1978)
Müller-Suur, H.: persönliche Mitteilung
Musil, R.: Der Mann ohne Eigenschaften. Hamburg: Rowohlt 1952
Niebuhr, H. R.: The Responsible Self. New York: Harper a. Row 1963
Novack, D. H. et al.: Changes in physicians attitudes toward telling the cancer patient. JAMA *241*, 897 – 900 (1979)
Oken, D.: What to tell cancer patients. JAMA *175*, 1120 – 1128 (1961)
Panofsky, E.: Grabplastik. Köln: Dumond Schauberg 1964

Pascal, B.: Schriften, herausgeg. von E. Wasmuth. Berlin: Lambert Schneider 1937
Plessner, H.: Die Stufen des Organischen und der Mensch. Berlin, Leipzig: de Gruyter 1928
Plügge, H.: Die Wirkung des Nichts. Psyche *4*, 321 – 334 (1950)
Plutarch: Moralia, Fragment 178 bei Stobaeus, Ecloge IV 52, 49 ed. Henze *V* p. 1089
Rado, S.: Adaptational Psychodynamics. New York: Science House 1969
Rahner, K.: Grundkurs des Glaubens. Freiburg, Basel, Wien: Herder 1976
Rank, O.: Technik der Psychoanalyse. Bd. 3. Leipzig, Wien 1931
Ratzinger, J.: Eschatologie – Tod und ewiges Leben. In: J. Auer u. J. Ratzinger (eds.): Kleine Katholische Dogmatik Bd. IX. Regensburg: Pustet 1977
Rawson, Ph.: The art of Tantra. London: Thames a. Hudson 1973
Reich, W.: Die Funktion des Orgasmus. Leipzig, Wien, Zürich: Internat. Psychoanal. Verlag 1927
Rilke, R. M.: Ausgewählte Werke Bd. 2. Wiesbaden: Insel 1948
Ringel, E.: Neue Untersuchungen zum Selbstmordproblem. Wien: Hollinek 1961
Rosenfeld, H.: Der mittelalterliche Totentanz. Beihefte z. Arch. f. Kulturgesch. *3* (3. Aufl.) (1974)
Rosenzweig, F.: Der Stern der Erlösung. 3. Aufl. Heidelberg: Lambert Schneider 1954
Russell, R.: Freedom to die. New York: Human Sciences Press 1975
Sartre, J. P.: Die Mauer. Hamburg: Rowohlt 1973
Schadewaldt, H.: Euthanasie. Eine medizinhistorische Einführung. In: Hiersche, H. D. (ed.): Euthanasie. München: R. Piper 1975
Scheler, Max: Tod und Fortleben. In: Zur Ethik und Erkenntnislehre. Berlin: Der Neue Geist Verlag 1933
Schilder, P.: Psychotherapy. New York: W. W. Norton 1951
Schleiermacher, F. D. E.: Reden. Ph B *255*.
Schmidt, G.: Selektion in der Heilanstalt 1939 – 45. Stuttgart: Ev. Verlagswerk 1965
Scholem, G.: Die jüdische Mystik in ihren Hauptströmungen. Frankfurt: Suhrkamp 1975
Schopenhauer, A.: Die Welt als Wille und Vorstellung Bd. 2, 3. Aufl. Leipzig: Reclam 1929
Schulz, W.: Zum Problem des Todes. In: Denken im Schatten des Nihilismus, S. 313 – 333. Darmstadt: Wissenschaftl. Buchges. 1975
Seuse, H.: Des Dieners Leben. In: G. Hofmann (ed.): Deutsche mystische Schriften. Düsseldorf: Patmos 1966

Skoog, G.: Onset of anancastic conditions. Acta psychiatr. Scand. Suppl. 184. Kopenhagen: Munksgaard 1965
Spiegel, L. A.: The self and perception. The Psychoanal. Study of the Child *14*, 81 – 112 (1959)
Spinoza, B.: Ethica Ordine Geometrico Demonstrata. *V,* 23, Scholim. In: Spinoza: Opera-Werke, Bd. 2. Herausgeg. von K. Blumenstock. Darmstadt 1967, S. 536
Sporken, P.: Die Sorge um den kranken Menschen. Düsseldorf: Patmos 1977
Straus, E.: Geschehnis und Erlebnis. Berlin: Springer 1930
Straus, E.: Ein Beitrag zur Pathologie der Zwangserscheinungen. Mschr. Psychiatr. Neurol. *98,* 61 – 101 (1938)
Tennstädt, F.: Euthanasie im Urteil der öffentlichen Meinung. Herder-Korrespondenz *28,* 175 – 178 (1974)
Hl. Theresia von Jesu: Die Seelenburg. In: A. Alkofer (ed.): Sämtl. Schriften der hl. Theresia von Jesu. Bd. 5. München: Kösel-Pustet 1938
Tille, A.: Von Darwin bis Nietzsche. Leipzig: C. G. Naumann 1895
Tillich, P.: Sein und Sinn. Ges. Werke IX. Stuttgart: Ev. Verlagsanstalt 1969
van de Spijker, H.: Pastoralanthropologische Überlegungen zur Begleitung krebskranker Menschen. Anz. f. kathol. Geistlichkeit 1978, S. 165 – 170
Wiesenhütter, E.: Blick nach drüben. GTB 196 1976
Winnicott, D. W.: The capacity to be alone. Intern. J. Psychoanal. *59,* 416 – 420 (1958)
Wolf, R.: Zur Phänomenologie und Psychologie ekstatischer Ausnahmezustände. Allg. Z. Psychiatr. *125,* 284 – 305 (1949)
Wyss, E.: Lieben als Lernprozeß. Göttingen: Vandenhoeck u. Ruprecht 1975
Zander, I.: Aufklärung der Krebskranken über die Diagnose, Behandlung und Prognose. Arch. f. Gynäkol. *230,* 166 – 174 (1981)
Zmarzlik, H. G.: Wieviel Zukunft hat unsere Vergangenheit? München: Piper 1970

Sachverzeichnis

Altersneurosen 89 ff.
anniversary syndromes 78, 79

Denkmale 2
Dialektischer Materialismus 5, 7, 96, 97

Ekstase, mystische 34, 40
— toxische 42
Endentscheidungshypothese 21, 107
Entängstigung 8, 84, 103, 109, 110, 124
Entfremdung 24 ff., 45 ff., 53, 111, 120
Entfremdungsdepression 68
Erotik 29 ff., 45 ff., 111, 120, 121
Euthanasie 9 ff., 103 ff., 116, 117
Existenzphilosophie 96, 97, 113, 114

Gnadentod 11, 104

Herzphobie 72, 83

Liebes-Todes-Angst 33, 34, 120, 121

Mystik 34 ff., 45 ff., 111, 121

Narzißmus 52 ff., 106, 113, 121, 122

Recht auf den eigenen Tod 5, 105

Reifungskrisen im Jugendalter 27, 33

Schamanismus 40, 43
Sozialdarwinismus 12, 13, 117
Sterbehilfen 4, 5, 102, 103
Sterben
— allein 73, 74
— Selbsterfahrung im 7, 102
— würdiges 14, 102
Sucht 69, 88, 89, 122
Suizid 63 ff.
— Appell- 64 ff., 67
— Bilanz- 64 ff., 67
Suizid-Erfahrungen der Psychiatrie 67 ff.
Suizidversuch Jugendlicher 68

Tantrismus 40 ff.
Thanatophobe Neurosen 71 ff.
— Gestaltwandel 83 ff.
— Therapie 91 ff., 94
Tod
— der gewaltsame anonyme 1 ff., 96
— der ganze 8, 19 ff., 106
— der mystische 39, 121
— der natürliche 7, 107, 108
— Verdrängung des 3, 4, 100, 103, 110
Todeserfahrung, Widersprüchlichkeit der 18, 50, 51, 118
Todestrieb 31
Todesvorstellungen, magische 77 ff.
Tötung ohne Einwilligung 6, 105

Totentanz 125
Trauern 55 ff., 104
  antizipatorisches 55, 61, 62
Trauern um Vermißte 60 ff.
Trauerreaktionen, abnorme
  56 ff.
T4-Aktion 12, 13, 116

Unsterblichkeitslehre 18 ff.,
  119, 120, 124

Vernichtung lebensunwerten
  Lebens 11 ff., 116

Wahrheit am Krankenbett
  100 ff.

Zen-Buddhismus 41, 42
Zwang 69, 70, 77, 78, 87 ff.

Neurosen

Herausgeber: H. Mester, R. Tölle

Mit Beiträgen von F. Beese, W. Bräutigam, H. Dilling,
A. Dührssen, A. Focken, J. Gross, G. Heinz, H. Kind,
H. Mester, J.-E. Meyer, H. Radebold, C. Reimer, W. Senf,
R. Tölle

1981. 4 Abbildungen, 24 Tabellen. XII, 174 Seiten
DM 36,–
ISBN 3-540-10511-5

Inhaltsübersicht: Einführung: Klinik der Neurosen. – Häufigkeit: Prävalenzergebnisse aus einer Feldstudie in einem ländlich-kleinstädtischen Gebiet. Verteilung von Neurosen in Behandlungsinstitutionen. – Entstehung: Bedingungen neurotischer Entwicklung. Mit Untersuchungen zur Kindheitserfahrung von neurotischen und homosexuellen Patienten. Hirnorganische Faktoren bei der Entwicklung von Neurosen. Familienneurosen. – Verläufe: Der Verlauf der Neurosen. Fakten und Hypothesen. – Abgrenzung: Psychosomatische Störung und Neurose. Persönlichkeitsstörung und Neurose. Neuose und Psychopathie in Diagnose, Klassifikation und Dokumentation. – Behandlung: Zur Therapie der Neurosen. Psychotherapeutische Möglichkeiten im höheren und hohen Lebensalter. Die Rehabilitation von Neuosekranken. Sozialmedizinische Begutachtung neurotischer Patienten. – Sachverzeichnis.

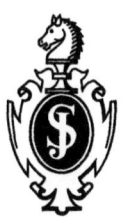

Springer-Verlag
Berlin
Heidelberg
New York

Dieses Buch behandelt die Klinik der Neurosen. Im Gegensatz zu den meisten vergleichbaren Darstellungen, die sich auf die Dynamik und Psychotherapie der Neurosen beschränken, umfaßt dieser Band die gesamte Krankheitslehre
– Die Epidemiologie: die Häufigkeit und Art von Neurosen in der Bevölkerung und in Behandlungsinstitutionen;
– die Ätiologie: die verschiedenartigen Entstehungsbedingungen, die von der neueren Forschung aufgezeigt wurden;
– die Abgrenzung gegenüber ähnlichen Krankheitsbildern
– die Verlaufsformen und
– die Therapien, die von unterschiedlichen Ansätzen und Theorien abgeleitet sind; schließlich die Fragen der Rehabilitation und der sozialmedizinischen Begutachtung.
14 Autoren aus den Arbeitsbereichen der Psychiatrie, Psychotherapie und Psychosomatik stellen in diesem Band den heutigen Stand der Neuroseforschung und -therapie umfassend dar.

To Live and To Die: When, Why, and How

Editor: R. H. Williams

1974. 22 figures. XIX, 346 pages
DM 18,80
ISBN 3-540-90097-7

Contents: R. H. Williams: Prologue. Metabolism, Mentation, and Behavior. Body, Mind, and Soul. – E. H. Fischer: On the Origin of Life. – G. S. Omenn: Genetic Engineering: Present and Future. – K. Davis: The Climax of World Population Growth. – R. H. Williams: Propagation, Modification, and Termination of Life: Contraception, Abortion, Suicide, Euthanasia. – A. J. Dyck: An Alternative to the Ethic of Euthanasia. – J. Fletcher: Ethics and Euthanasia. – J. R. Elkinton: Ethical and Moral Problems in the Use of Artificial and Transplanted Organs. – R. H. Williams: Management of the Sick with Kindness, Compassion, Wisdom, and Efficiency. – E. Kübler-Ross: Life and Death: Lessons from the Dying. – J. L. Walker: The Here and the Hereafter: Reflections on Tragedy and Comedy in Human Existence. – M. B. Rothenberg: Too Many and Too Few Limitations for Children. – R. H. Williams: Careers and Living. – R. F. Rushmer: Advantages and Disadvantages of Technological Achievements. – S. Wolf: Causes and Effects of Excessive Fears, Anxieties, and Frustrations. – D. L. Farnsworth: Causes and Management of Current Anxieties and Frustrations in Universities. – D. X. Freedman: The Social and Psychiatric Aspects of Psychotropic Drug Use. – W. W. Menninger: Causes and Management of Criminals: Psychiatric Aspects. – J. M. Darrah: The Criminal Justice System: Crimes, Criminal Processes, and Sentencing. – L. V. Rieke: Some Major Guides for Laws. – E. M. Pattison: Psychosocial and Religious Aspects of Medical Ethics. – D. R. Mace: Marriage: Whence and Whither? – J. L. Hampson: Changing Views on Homosexuality, Transvestism, and Transsexualism. – M. M. Tumin: Equality and Inequality: Facts and Values. – R. H. Williams: Epiloque.

In this book distinguished contributors address themselves to the problems of living and dying in our advanced technological society. Developments in science and medicine, population density, new lifestyles and the erosion of criminal justice have called traditional standards of morality into question and led many to seek new value systems for a rapidly changing society.
A number of concepts discussed in this book run counter to religious tenets and existing laws and are the subject of heated debate among laymen, as well as within professional communities.

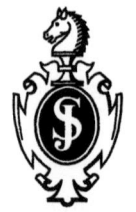

Springer-Verlag
Berlin
Heidelberg
New York

MIX
Papier aus verantwortungsvollen Quellen
Paper from responsible sources
FSC® C105338

If you have any concerns about our products,
you can contact us on
ProductSafety@springernature.com

In case Publisher is established outside the EU,
the EU authorized representative is:
**Springer Nature Customer Service Center GmbH
Europaplatz 3, 69115 Heidelberg, Germany**

Printed by Libri Plureos GmbH
in Hamburg, Germany